흑생강

BLACK GINGER / KRACHAI DUM

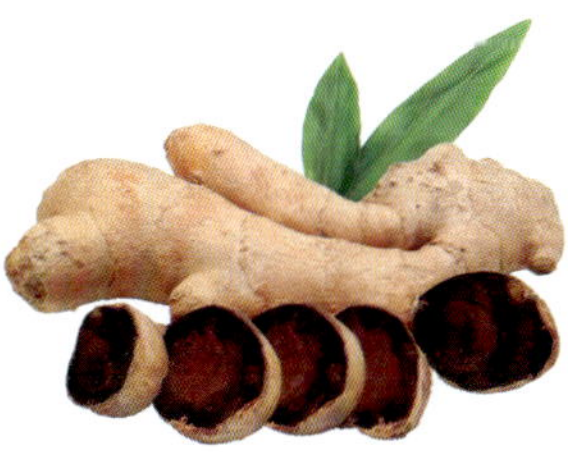

저자 소개

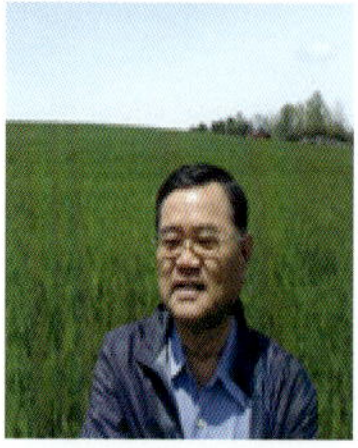

박준근 (朴俊根)

명지대학교 경영학과(경영학 학사)
University of California / Davis(농업경제학 석사)
University of Tennessee / Knoxville(농업경제학 박사)
전남대학교 농업경제학과 명예교수(現)
KOICA 해외 농업자문관 : 베트남, 캄보디아(前)
전남대학교 농업생명과학대학 학장(前)

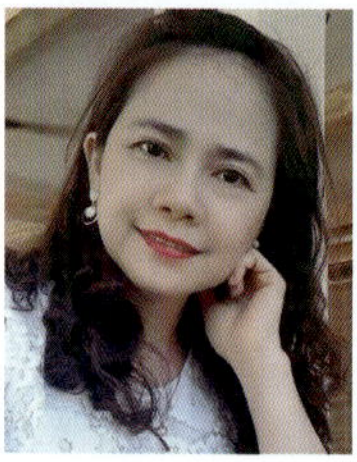

Thai Hoang Minh

Da Lat University, Lam Dong Province
Department of Accounting & English Literature, BA.
Accountant, Minh Le Co., Ltd., BMT / Vietnam(現)

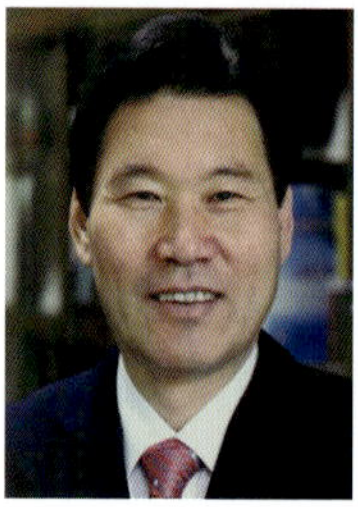

박진성 (朴眞成)

부산대학교 체육교육과 및 동 대학원 졸업(이학박사)
순천대학교 사회체육학과 명예교수(現)
한마음교육봉사단 이사(現)
미국 Missouri University / Columbia 방문교수
'88서울올림픽대회 본부 호텔 VIP영어통역
한국대학교육협의회 대학입시 운영위원(前)
순천대학교 인문예술대학장, 교수회의장(前)
순천대학교 총장(前)

BLACK GINGER / KRACHAI DUM

흑생강

인　쇄 | 2022년 9월 5일
발　행 | 2022년 9월 15일

저　자 | 박준근 · Thai Hoang Minh · 박진성
발행인 | 정병석
발행처 | 전남대학교출판문화원
등　록 | 1981. 5. 21. 제53호
주　소 | 61186 광주광역시 북구 용봉로 77
전　화 | (062) 530-0571~2
마케팅 | (062) 530-0573
팩　스 | (062) 530-0579
홈페이지 | http://www.cnup.co.kr
이메일 | cnup0571@hanmail.net

값 15,000 원

ISBN 978-89-6849-912-8 (93520)

BLACK GINGER / KRACHAI DUM

흑생강

박준근 · Thai Hoang Minh · 박진성 저

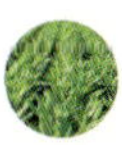

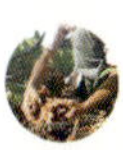

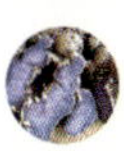

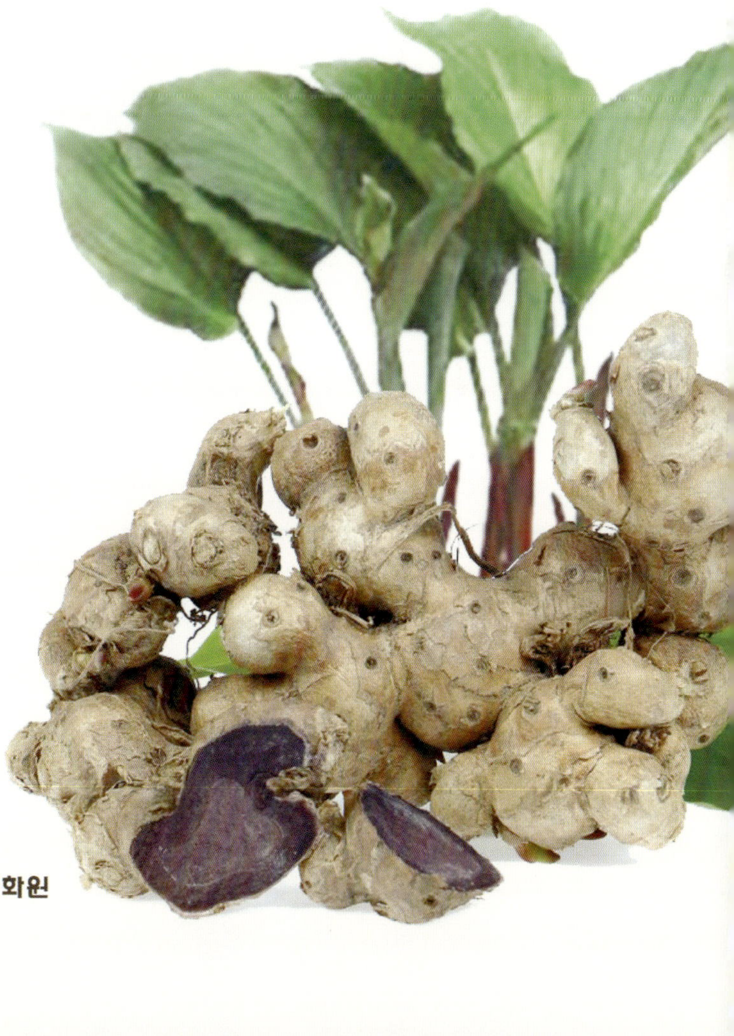

전남대학교출판문화원

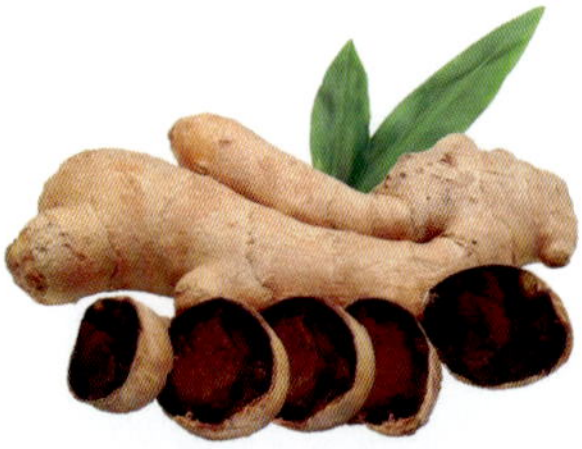

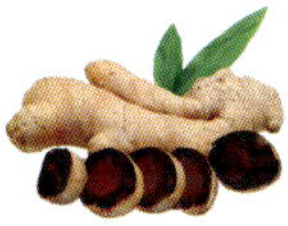

목 차

프롤로그 (Prologue)

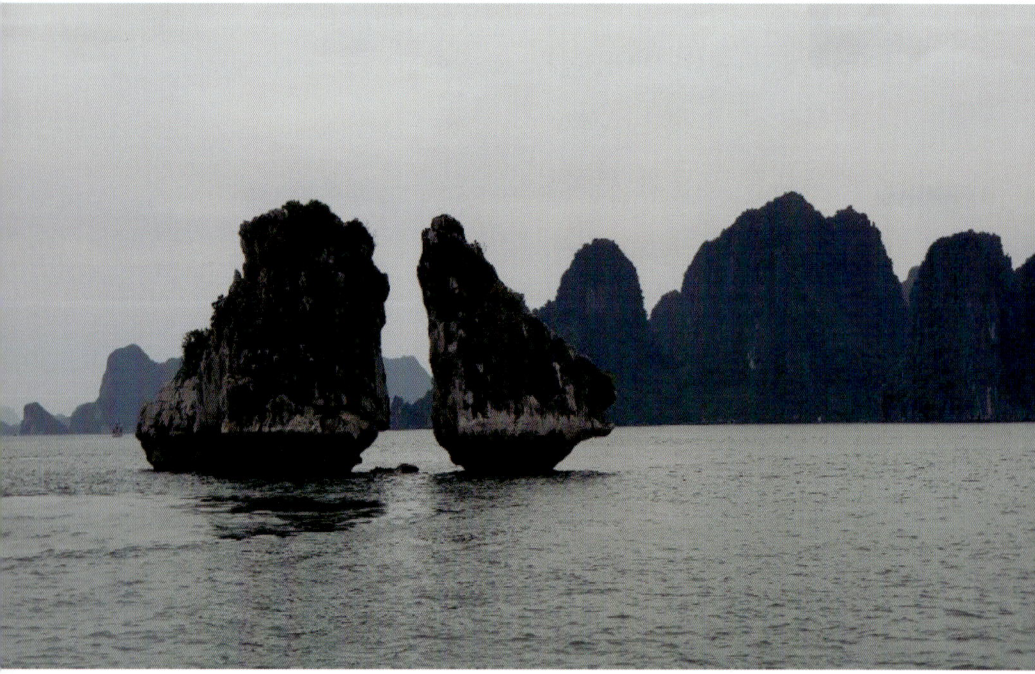

베트남의 명소 하롱베이 : '바다위의 닭싸움'

지난 1999년 초여름...

캄보디아 프놈펜에 있는 캄보디아 왕립농업대학교의 초청으로 농업발전에 관한 특별강의를 위하여 처음으로 캄보디아를 방문하게 되었다. 인도차이나 지역[1]을 처음 방문하기 시작한 셈이다. 그 이후 몇 차례에 걸쳐서 열대지역의 농촌과 과일을 연구하기 위하여 인도차이나 국가들을 방문하였다. 그리고 지난 2016~2018년 8월 캄보디아와 베트남에서 코이카KOICA: 韓國國際協力團, Korea International Cooperation Agency 자문단 근무를 마치고 귀국할 때까지 다수의 동남아 지역을 직접 방문하면서 현지의 다양한 농업분야와 자연 식물분야를 관찰하고 공부할 수 있었다.

이때에 쓰게 된 책들이 주로 다음과 같은 8개의 동남아 지역의 열대과일 내지 식물들이었다. 물론 이 모든 책들은 현지 방문을 통하여 자료를 수집하고 국내외 공저자들과 함께 기획하고 저술한 작품들이다.[2]

1 여기에서 말하는 동남아 인도차이나 지역은 태국(Thailand), 미얀마(Myanmar), 라오스(Laos), 캄보디아(Cambodia), 베트남(Vietnam), 말레이시아(Malaysia), 인도네시아(Indonesia), 필리핀(The Philippines) 등의 지역을 총칭한다.

2 여기에 소개된 책의 대부분은 장기간에 걸쳐서 싱글 또는 복수의 저자들이 직접 방문을 통하여 자료를 수집하고 편집한 원고를 전남대학교출판문화원에서 발행되었고 전국적으로 유통이 되었지만 특히 서울의 교보문고에서 유통되어 왔다.

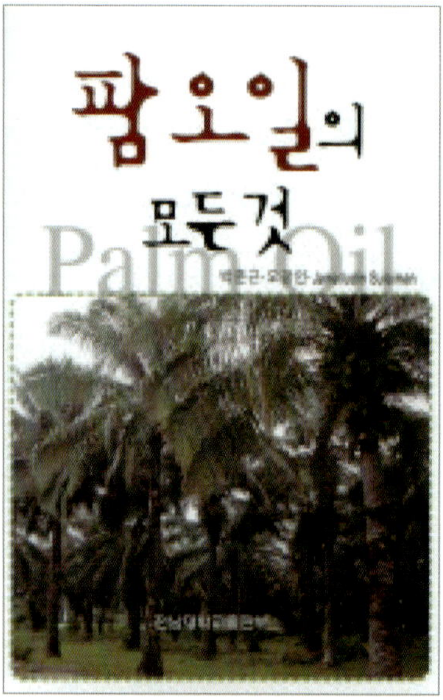
팜오일의
모든것
Palm Oil

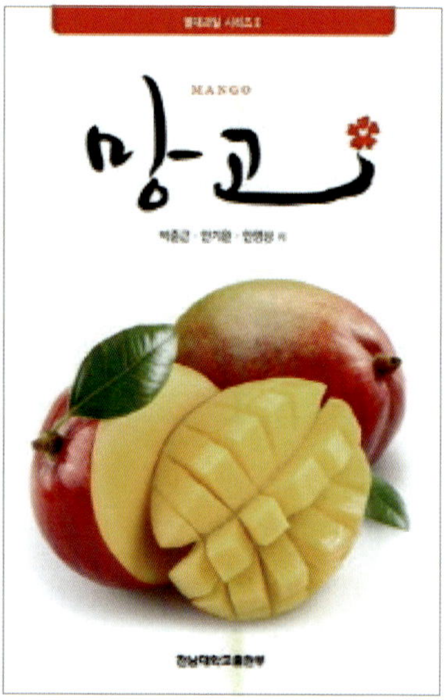
MANGO
망고
전남대학교출판부

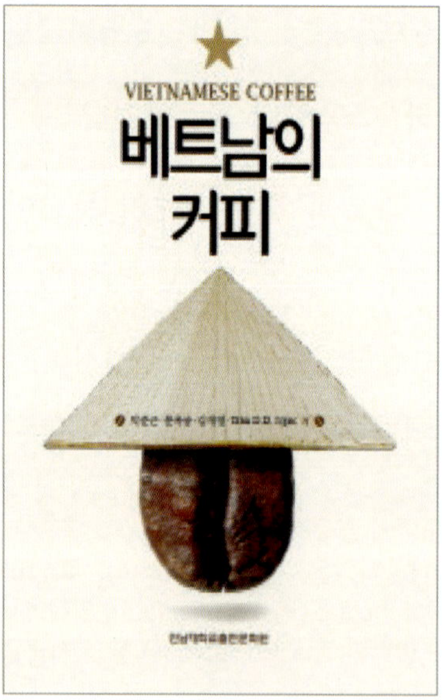
VIETNAMESE COFFEE
베트남의
커피

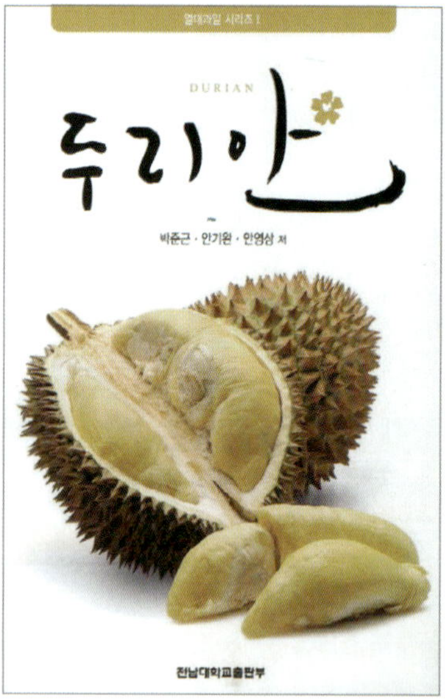
DURIAN
두리안
전남대학교출판부

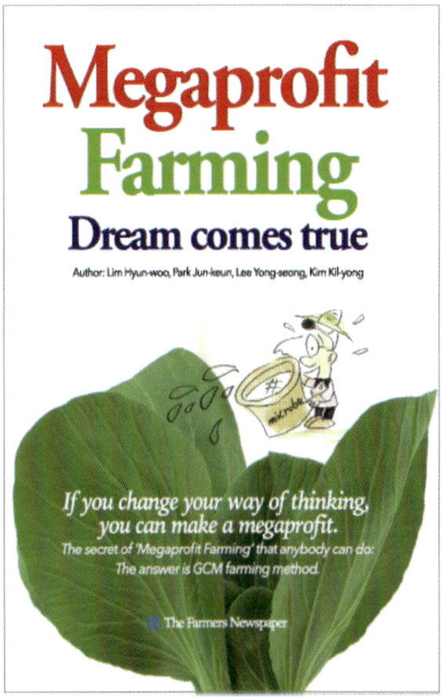

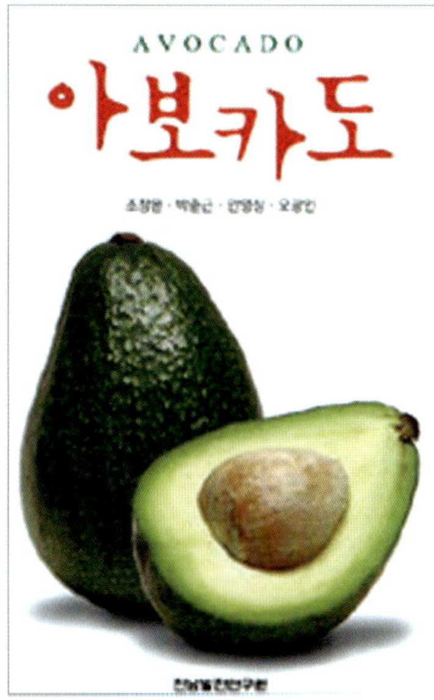

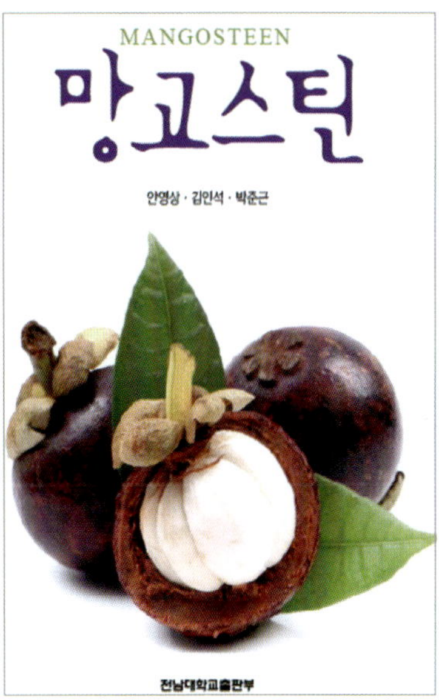

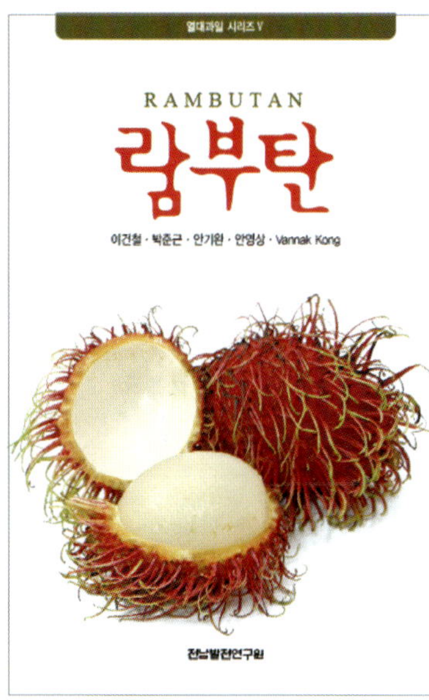

베트남을 비롯한 동남아 지역 농산물 저서의 표지

가장 최근에는 태국Thailand, 미얀마Myanmar, 라오스Laos, 캄보디아Cambodia, 베트남Vietnam, 말레이시아Malaysia, 필리핀The Philippines 등지에서 생산되고 있는 흑생강Black Ginger이라는 식물을 발견하고 많은 관심을 갖게 되었다.

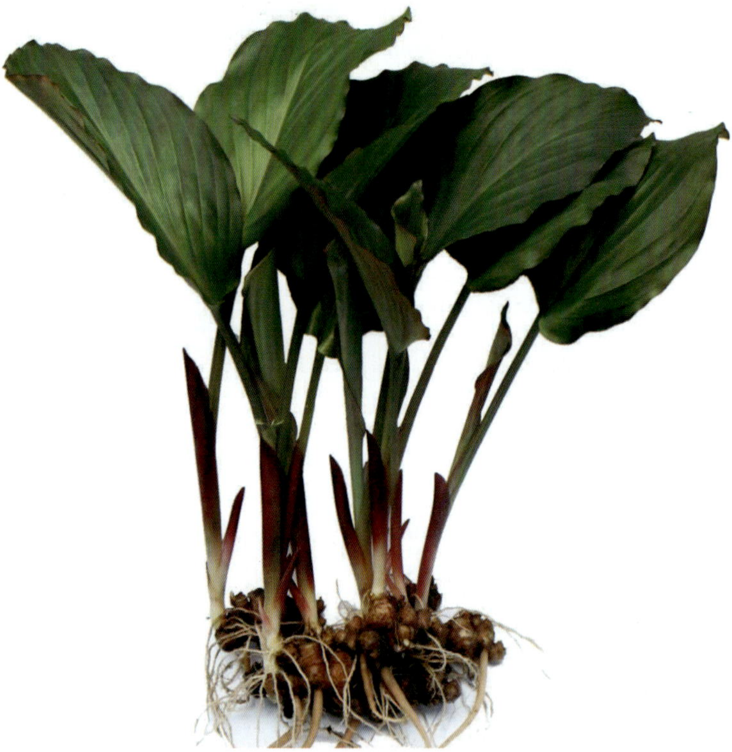

Cambodian Black Ginger : Chen Tean 농장제공

특별히, 최근에는 세계은행 지원계획(2014)에 이어서 코이카KOICA의 개발도상국 경제개발지원기획과 지원에 따른 농업개발 분야의 자문관으로 각각 캄보디아와 베트남에서 근무할 기회가 주어졌다. 베트남 근무지는 남부 호치민 시티 인근의 닝뚜안Ninh Thuan성[3]이었다. 이 기간에 현지의 많은 사회·문화적 체험을 하였다. 이 가운데서도 베트남 민간인들의 겸손과 친절은 특별한 체험이었다. 당시에는 주말에 베트남 커피에 대한 자료를 수집하고 있었다.

이 작업을 돕기 위해 현지 닝뚜안 성Ninh Thuan Province, 닝선Nınh Son에 위치한 'Song My'교회의 Ong Sau 장로와 그의 조카인 Thai Hoang Minh씨가 본 연구 자료 수집에 많은 도움을 주었다. 이 분들은 바쁜 일정을 제쳐두고 버스로 7시간이 넘는 거리에 있는 커피와 흑생강Black Ginger의 주산지까지 방문하여 지리적 안내와 통역자로 도와주는 친절을 베풀기도 했다. 그러한 경험과 더불어 KOICA 자문단 근무를 하는 과정에서 베트남의 여러 지역을 방문하면서 흑생강의 재배지역을 유심히 관찰하며 자료를 수집하게 되

3 닝뚜안 성 (Ninh Thuan Province)은 1975년 월남패망 당시의 티우 대통령 고향으로서 모든 산업의 발달을 위한 중앙정부의 차별로 전반적인 산업 발전이 안되었고, 기후가 건조하다. 닝뚜안 성 주민의 개인소득수준이 2015년 기준으로 보면 베트남 평균개인소득 ($2,233)의 거의 절반 수준일 정도 ($1,297)였다. (베트남 1인당 국민소득-여행-동남아 갤러리 (dcinside.com))

었고 그 결과로 본서를 완성하게 되었다. 특히 Thai Hoang Minh씨는 본서의 공저자로서 대학에서 영어를 전공하였기 때문에 베트남어를 잘 모르는 저자와의 언어소통에 큰 도움이 되었다. 동시에 현지 농장의 자료수집과 사진을 촬영하면서 많은 협력을 하였다.

주된 관심사였던 베트남의 농산물 중에서 쌀을 제외하고 나면 그다지 고소득을 창출할 수 있는 농산물을 발견하기 어려웠다. 그나마 벼도 단일 품종도 아니고 고품질의 쌀이 아니라서 국내외적으로 시장경쟁력이 없는 실정이다. 그러나 한국 소비자들이 선호하는 흑생강이라고 하는 독특한 특산물Specialty Product이 인근 고산지대나 서늘한 지역에서 자생하거나 재배가 되고 있음을 발견하게 되었다. 그리고 이 흑생강은 우리나라에 수입이 되고 있어서 서울을 비롯한 여러 대도시 지역 백화점 등지에서 많이 알려진 수입 특산물로서 건강 기능식품 특히 남성(男性) 건강 기능식품으로 알려져 있다.

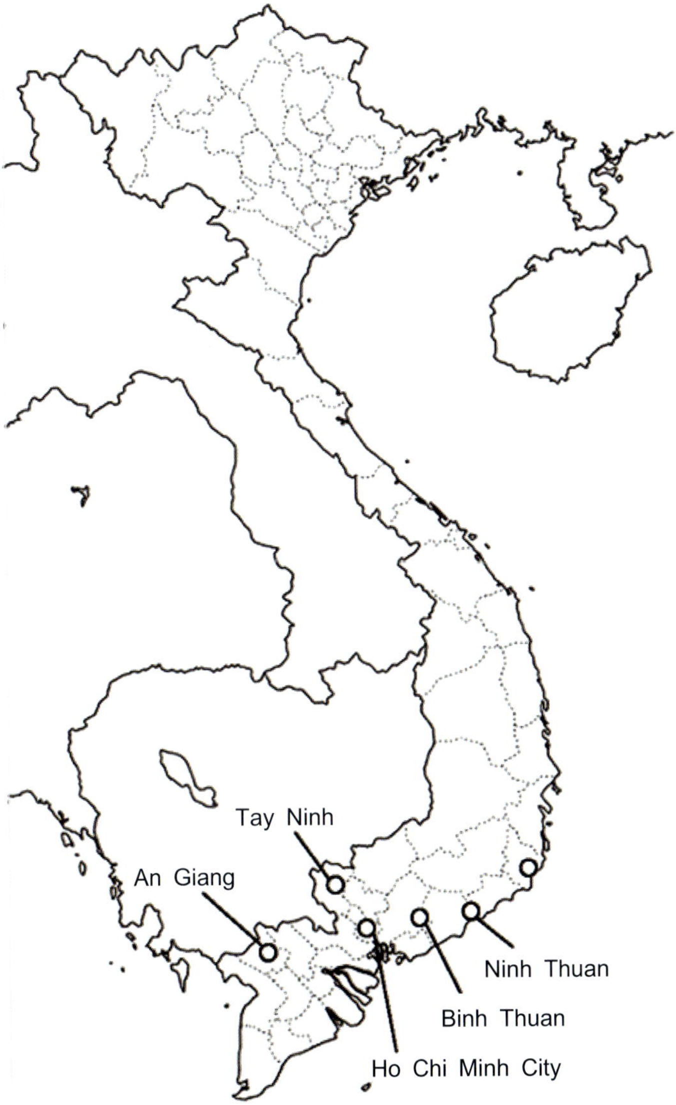

베트남 남부에 위치한 호치민시와 닝뚜안 성[4]

4 Vietnam Ninh Thuan Map - Yahoo Image Search Results.

베트남 주민들의 겸손과 친절

베트남 남부지역에서 베트남 농촌·농업정책을 연구하고 있을 때였다. 어느 날 아침 무더운 출근길에 특이한 일을 겪었다. 당시 현지의 시내버스를 대기하고 있었다. 매연과 먼지에 숨쉬기가 불편하고 열대지역의 뜨거운 햇볕 때문에 땀이 흐르는데 시내버스는 좀처럼 도착하지 않았다. 그 때 어떤 부인이 뒤에서 뭐라고 말을 걸어왔다. 베트남어를 잘 알아듣지 못하는 터라 정색을 하며 뒤를 돌아봤더니 자기 가게에서 의자를 하나 들고 와서 날더러 앉아서 버스를 기다리라는 것 같았다. 좀 놀랍고 당황스럽기도 해서 머뭇거리다가 그 친절과 성의에 감사하여 그 의자에 앉아서 버스를 기다리다가 버스를 타고 출근을 했다.

또 어떤 날에는 퇴근길에 길가의 집에서 정원의 화초에 물을 주던 집 주인이 내가 한국인임을 알아차리고 반갑게 인사를 하고 잠깐 자기 집에 들러서 차를 한잔하고 가라고 하면서 사립문을 열어주는 것이었다. 베트남 주민들이 어떻게 한국인들에게 이러한 온정을 베풀게 되었는지 ... 이것은 사소한 일이지만 나로서는 참으로 놀라운 체험이었다. 물론 모든 베트남인들이 다 그렇다는 것은 아니지만 ..... 그런데 이와 비슷한 친절은 그 뒤에도 두어 차례 더 있었다. 소소하게 여길지 모르지만 이처럼 순박한 시골 현지인들의 겸손과 친절은 두고두고 잊을 수가 없다.

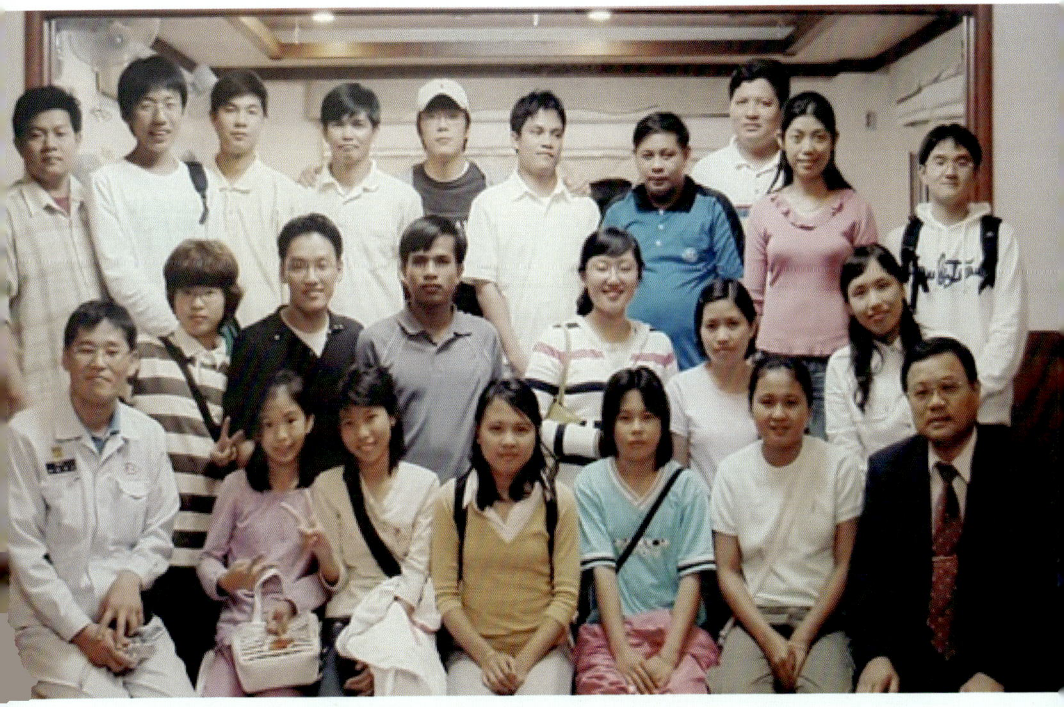

전남대학교에 재학 중인 인도차이나 지역의 일부 학생들

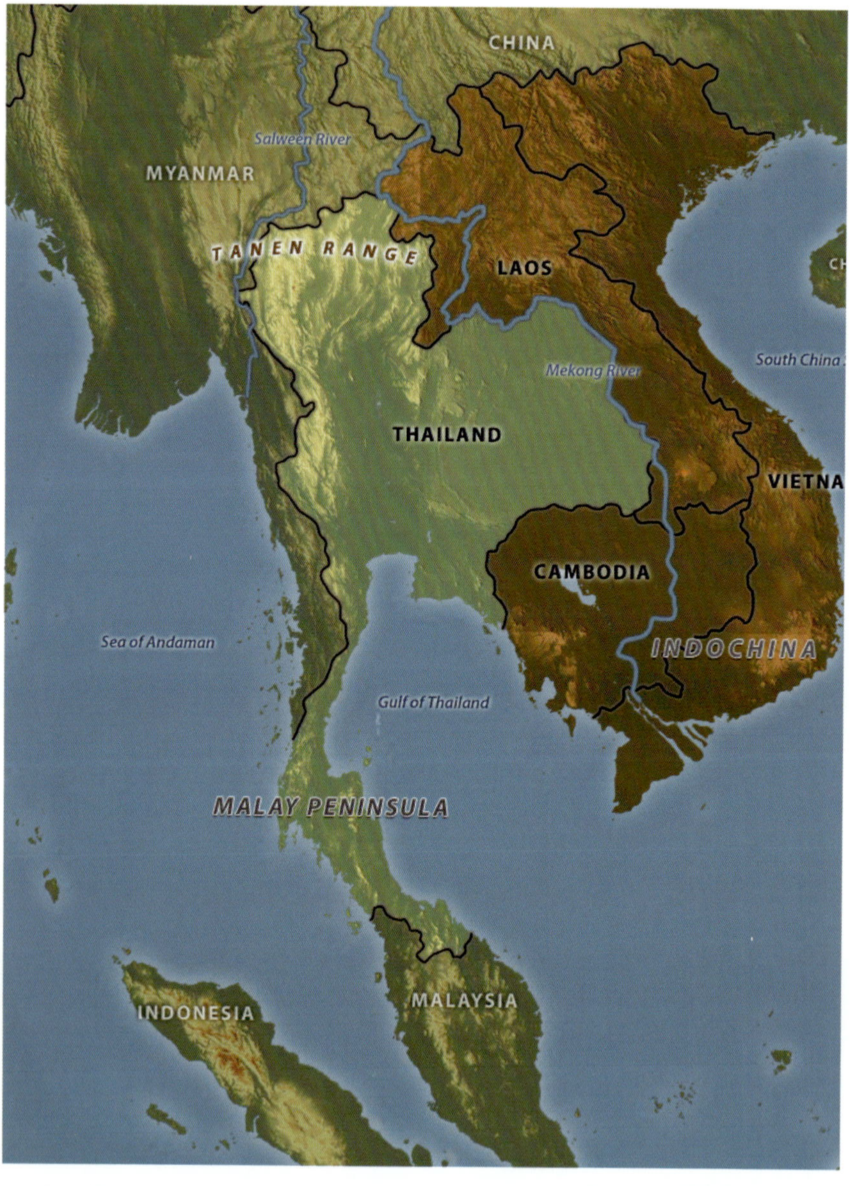

인도차이나 반도(Myanmar, Thailand, Laos, Cambodia, Vietnam, Malaysia)

최근에 우리나라에서 수요가 증가일로에 있는 흑생강 Black Ginger(黑生薑)[5]은 검은 생강이라고도 하고, 태국에서는 끄라차이담Krachai Dum, 라오스에서는 킹담Kingdam이라고도 한다. 처음에는 마늘에 흑마늘이 있는 것처럼 생강에도 흑생강이 있는 것인가 하는 생각을 했었다. 그런데 흑마늘은 정상적인 마늘을 가공하면 흑마늘로 만들 수가 있지만 흑생강은 원래부터 그 뿌리 내부가 검정색이고 일부는 보라색이지만 오래 건조시키거나 열을 가해 가공을 하면 검은색으로 변화된다고 하는 것이다.

그런데 놀랍게도 이 흑생강에는 인체에 좋은 사포닌 Saponin 성분이 우리나라의 인삼보다도 5배나 더 많이 들어 있다고 한다. 그래서 그런지 인도차이나산 흑생강에 대한 국내 소비자의 수요가 늘어나고 있고, 국제적으로 흑생강을 태국 인삼Thai Ginseng이라고도 부르고 있다.[6]

5 Krachai Dum은 Thai Ginseng이라고도 한다.

6 참고로 주요한 인삼의 효능으로 잘 알려진 것은 ① 원기 회복, ② 당뇨 예방, ③ 암 예방, ④ 폐 건강, ⑤ 두뇌 기능 향상, ⑥ 심장 건강, ⑦ 피부건강, ⑧ 해독 작용, ⑨ 면역력 향상, ⑩ 신장(콩팥) 건강 등이다. (tusastory.tistory.com/473)

사포닌(Saponin)

인삼에는 사포닌Saponin을 비롯해 페놀 화합물, 단백질, 아미노산·비타민·미네랄 등 다양한 성분이 함유되어 있다. 이 중 사포닌은 3~6% 정도이고, 질소화합물이 12~16%, 지용성 성분이 1~2%, 탄수화물이 60~70%를 차지한다. 사포닌을 물에 녹여 흔들면 거품이 생긴다. 사포닌은 인삼 이외에도 자연계의 동·식물에 널리 분포되어 있는데, 감초, 도라지, 더덕, 콩 등 500속 이상의 식물과 해삼, 불가사리도 함유하고 있다.

일반적으로 사포닌을 다량으로 사용하면 혈구를 녹이는 용혈작용 등의 독성이 있는데 반해 인삼의 사포닌은 용혈작용 등의 독성이 없고, 다량 장기간 섭취해도 부작용을 보이지 않는 것이 특징이다. 따라서 인삼 사포닌을 다른 식물계 사포닌 성분들과 구분하기 위하여 인삼과 배당체의 복합어인 '진세노사이드'Ginsenoside라고 명명했다. 인삼에 있는 사포닌을 진세노사이드Ginsenoside라고 한다. 미국삼, 삼칠삼, 죽절삼도 사포닌을 다량 함유하고 있지만 양과 종류가 고려인삼과 달라 약효가 다르다.

고려인삼의 사포닌 종류는 37종, 미국삼 14종, 삼칠삼 15종, 죽절삼 8종으로 고려인삼의 사포닌 종류가 가장 많다. 특히 고려인삼의 경우, 다올계와 트리올계가 균형되게 함유되어 서로 상반된 성질로 신체의 균형을 잡아주는 게 큰 특징이다. 즉, 억제작용을 하는 디올계와 흥분작용을 하는 트리올계가 몸의 상태에 따라 작용해 높은 것은 내려주고 낮은 것은 올려주는 작용을 한다. 이를 항상성(恒常性)이라 하는데, 고려인삼만이 갖는 신비함이다. (https://blog.daum.net/sofk00/3)

현재 우리나라에서는 빠르게 소비 수요가 증가일로에 있기 때문에 일반 수요자들을 위하여 좀 더 자세한 설명이 필요하다고 사료된다. 동시에 농업분야에서 고소득 품목의 개발과 보급이 절실한 이 때 농민들이 제주도 뿐만 아니라 곳곳에서 비닐하우스를 이용하여 재배하고 있어서 더욱 관심이 높은 작물이다. 그래서 많은 농가에서 흑생강의 온실 재배를 하고 있다.

다행히 코이카KOICA의 자문단으로 근무 중에 알게 된 이 분야에 정통한 베트남 현지의 Thai Hoang Minh씨와 공동으로 현지조사를 하였으며, 동시에 여러 문헌을 참조하면서 이 책을 쓰게 되었다. 동시에 캄보디아 왕립농업대학교와 자매결연을 맺고 현지 방문을 하면서 캄보디아의 사회와 문화적 교류를 진행하고 있는 순천대학교 박진성 명예교수(Professor Emeritus 및 前총장)와 공동으로 집필하게 되었다. 국립순천대학교는 호남지역에서 농업고등학교, 농업전문대학 그리고 농과대학을 모체로 해서 종합대학교로 발전한 대학교이다. 특히, 농업물 분야의 생산, 가공, 유통 등 농업경제학 분야의 수준이 높은 대학교로 알려져 있다.

이러한 배경을 소유한 순천대학교가 인도차이나 지역의 농업에 관심을 갖게 되었고 결국 베트남과 캄보디아 현지의 흑생강 생산과 가공품을 제한적이나마 접하게 되었다. 물론 현재에도 캄보디아 출신의 농업대학교 대학원 학생들이 순천대학교의 석·박사 과정에 유학생활을 하면서 양 대학교 간의 학문적 교류를 증진해 오고 있는 중이다.

캄보디아는 전남대학교 대학원 출신의 제자들을 비롯한 현직 교수들 및 유관 고위 관리들이 많은 정보를 협력으로 자료수집과 조언을 받을 수 있었다. 그래서 아래에 열거된 사진과 주요정보를 제공한 전남대 대학원 제자들에게 많은 감사를 드린다. 대부분의 흑생강 생산지는 시엠립Siem Reap 지방을 중심으로 한 캄보디아 북부지방이다.

베트남의 흑생강은 주로 해외수출을 많이 하고 있으며, 캄보디아 같은 지역은 대개 말레이시아를 비롯한 동남아 지역에 수출을 목적으로 생산하고 있는 것이 사실이다. 물론 국내 시장용으로 가공사업도 진행되고 있다.

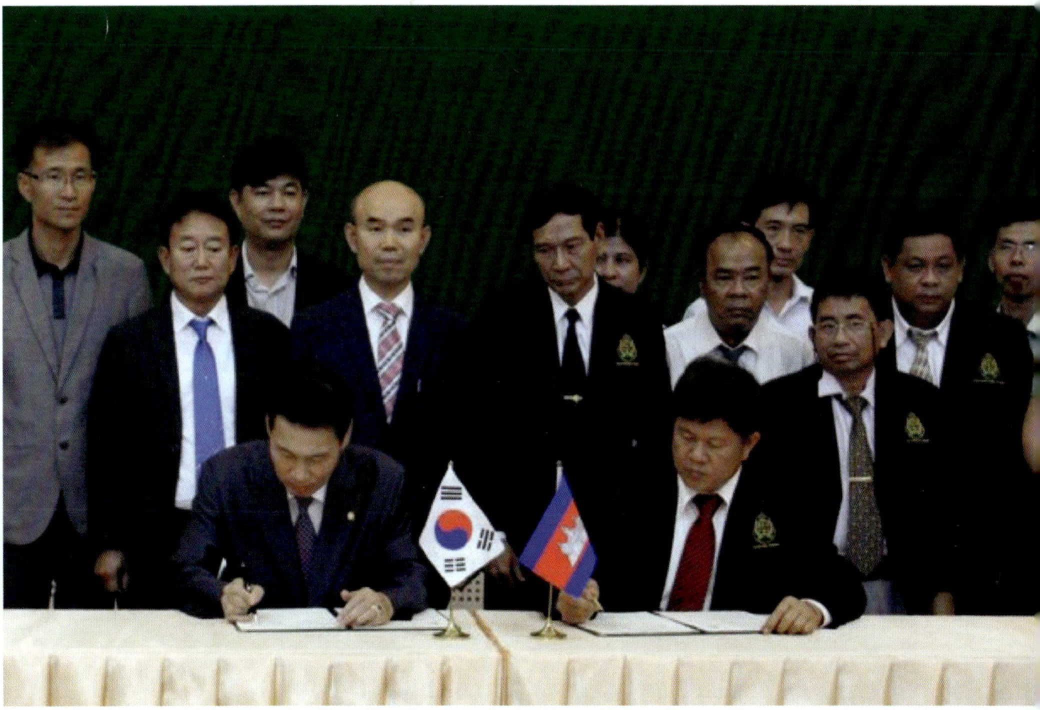

순천대학교(박진성 총장) - 캄보디아 왕립농업대학교(Ngo Bunthan 총장) 간의 자매대학교 자매결연식(2016)

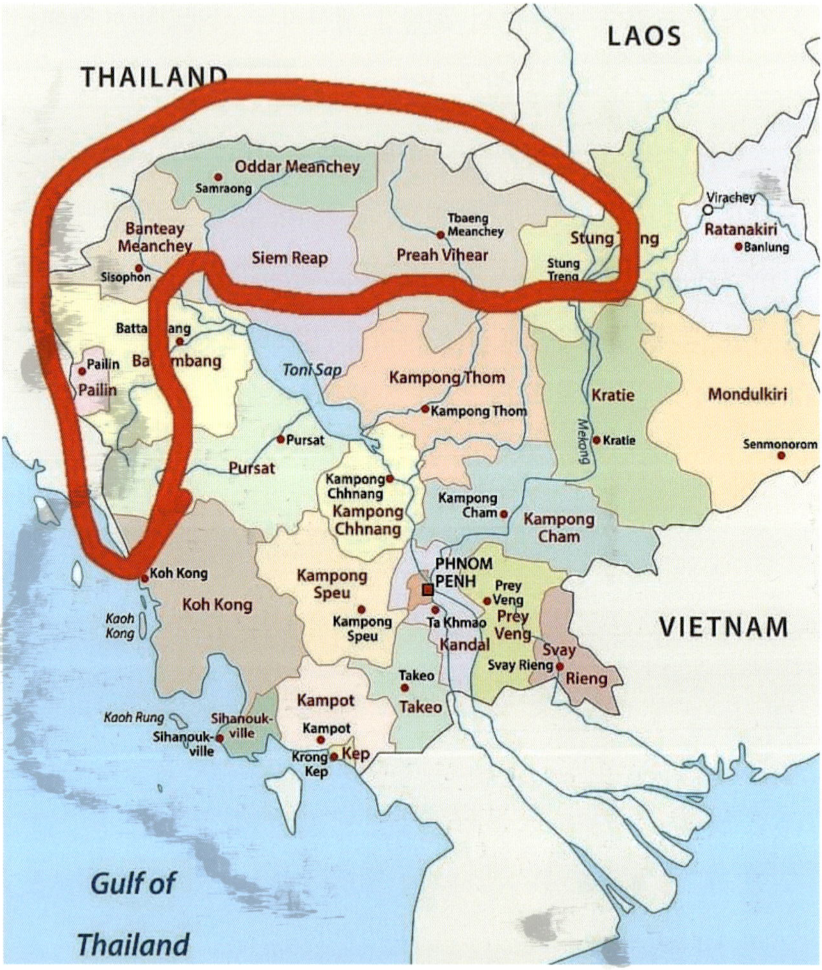

캄보디아 북부 시엠립 지역

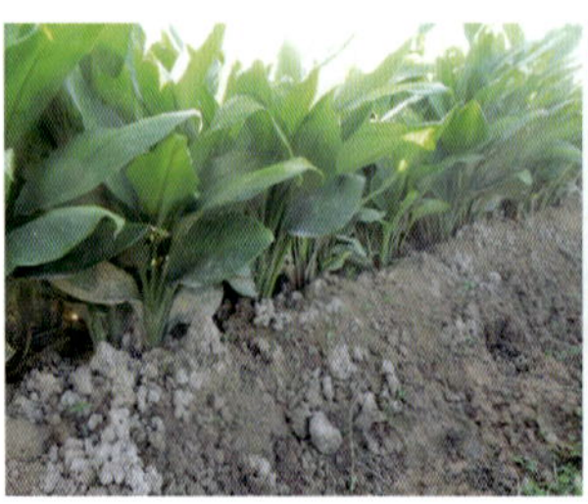
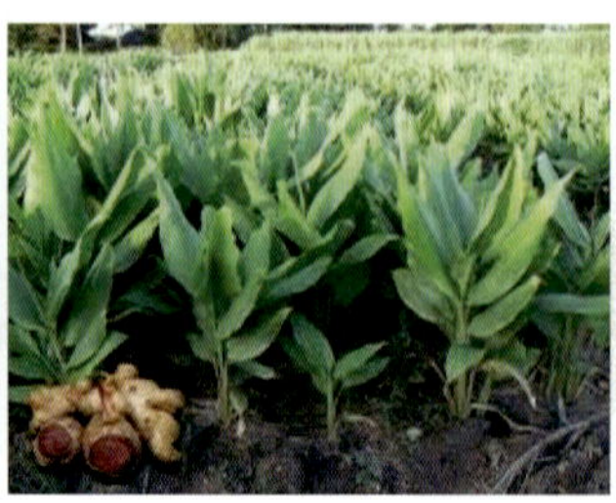
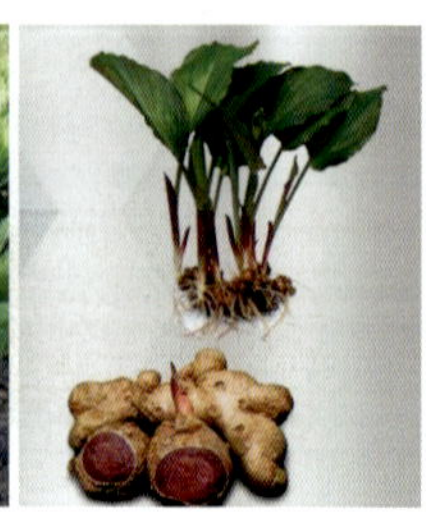

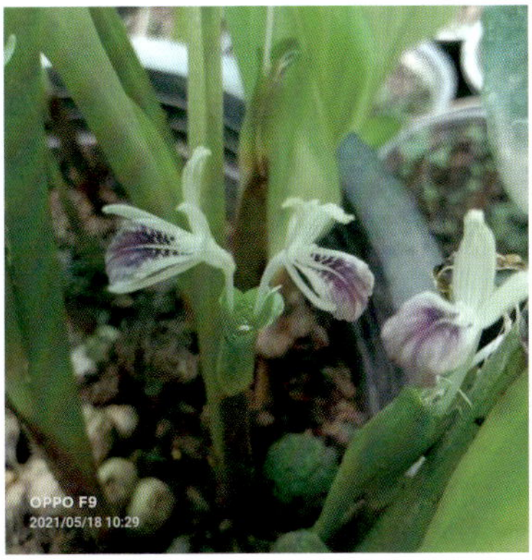
OPPO F9
2021/05/18 10:29

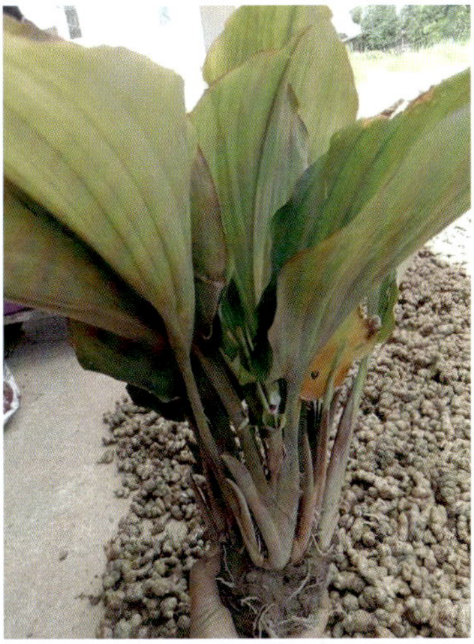

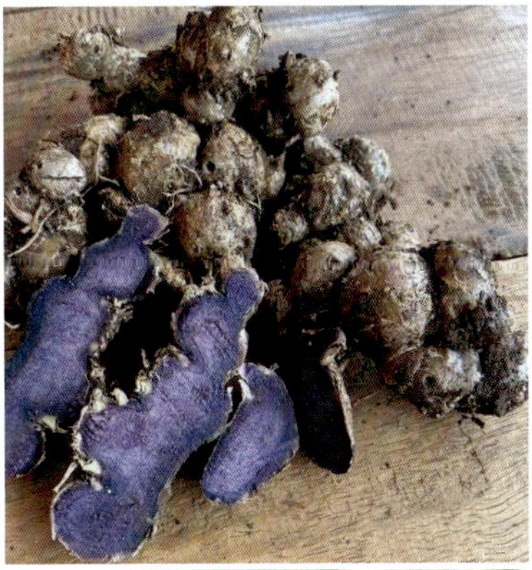

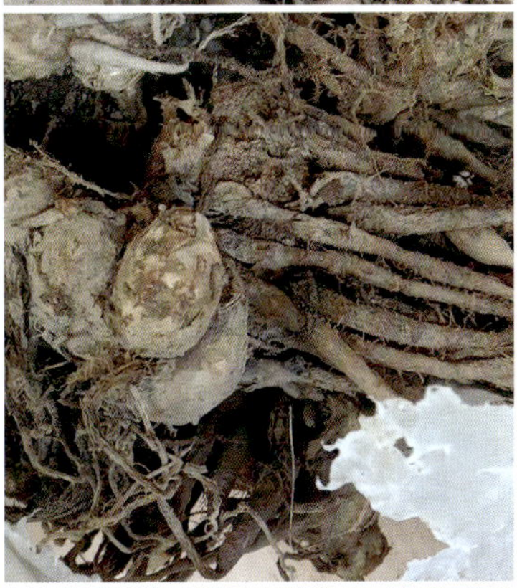

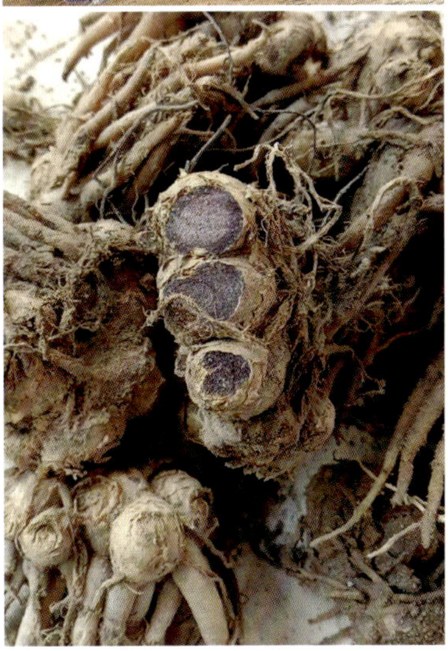

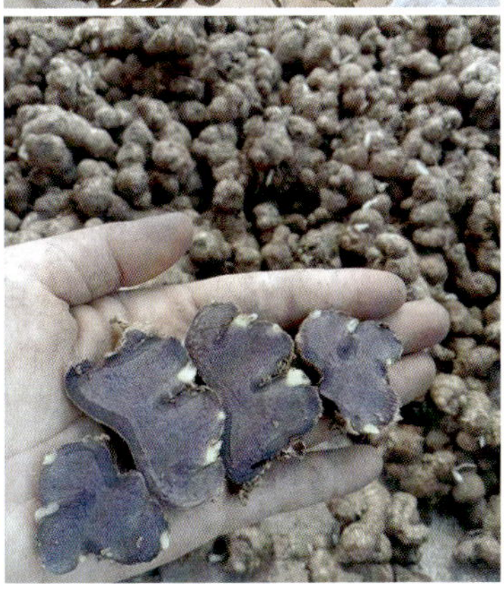

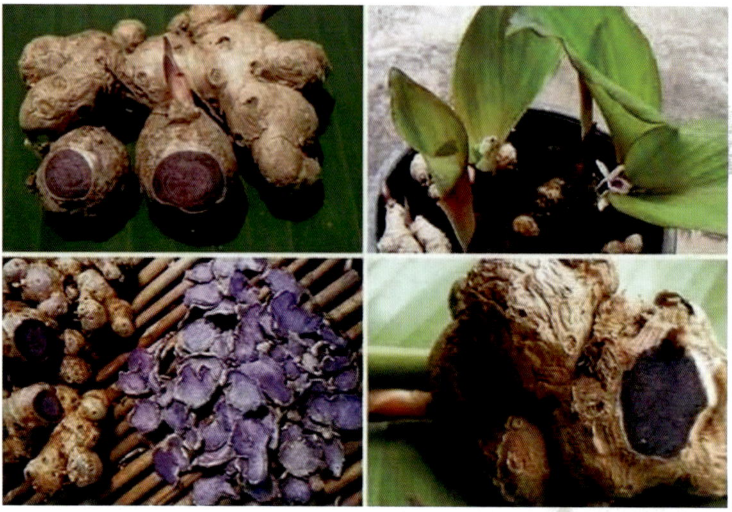

캄보디아 시엠립의 흑생강 및 뿌리 사진 모음 : Dr. Chen Tean 농장 제공

아무튼 관심 있는 분들과 해외 농업 관련 기관의 흑생강에 대한 이해 증진과 국제농업발전에 이 책이 조금이라도 도움이 되었으면 하는 마음이 간절하다. 특히 우리나라의 낮은 농업소득으로 농민들에게 새로운 소득 창출이 가능한 길이 되기를 기대하고 싶다.

이 책을 펴내기까지 물심양면으로 수고해주신 전남대학교출판문화원의 선생님들과 송미숙 과장님의 헌신과 노고에 심심한 감사의 뜻을 드리고자 한다.

흑생강 소개

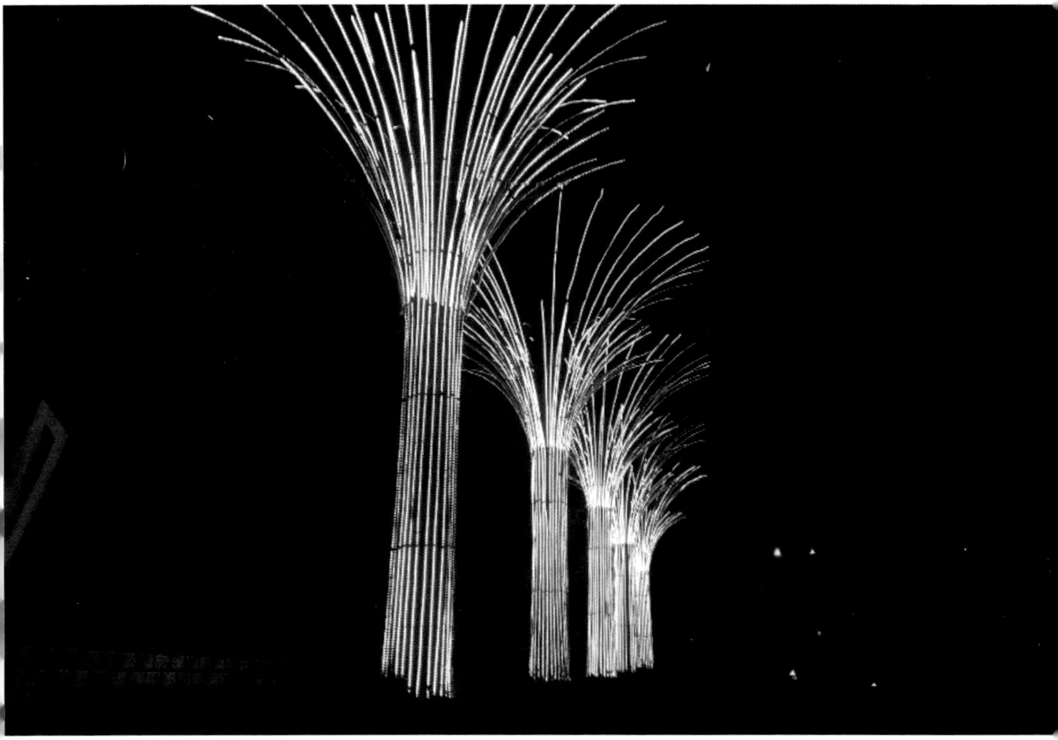

베트남 닝뚜안성(Ninh Thuan Province) 닝선현(Ninh Son District) 공원

지금 한국에서 소비자들의 수요가 크게 확대되고 있는 흑생강은 어디에서 생산이 되고 있는가? 흑생강은 인도, 중국, 아프리카 등 세계 여러 지역에서 생산되고 있지만 주로 동남아 지역의 태국 북부지역을 비롯하여 미얀마Myanmar 지역이 원산지로 알려지고 있다. 물론 지역에 따라서 흑생강의 종류도 다양하다.[7]

좀 더 구체적으로 설명하자면 흑생강의 대부분은 기온이 높고 일교차가 큰 라오스Laos, 태국 북부, 미얀마Myanmar, 베트남Vietnam, 캄보디아Cambodia, 필리핀the Philippines 등 원시림에서 자생하며, 생강과에 속하는 뿌리식물인 흑생강은 킹담Kingdam, 갈랑가Galanga, 끄라차이담Krachai Dum, 블랙진저Black Ginger 또는 자색Purple(紫色) 생강이라고도 불린다. 흑생강의 뿌리를 잘랐을 때의 단면이 짙은 보라색 또는 검은색을 띠고 있기 때문에 자색(紫色) 생강 또는 흑(黑)생강으로 부른다.

주로 동남아시아 열대기후의 고원지대에서 자라는 흑생강의 특성 때문에 우리나라는 그 동안 수입에만 의존해왔는데, 최근 제주도와 충북 청주 등지에서도 재배에 성공하면서 국내 유통도 일부 가능하게 되었다. 이 흑생강은 오래

---

7 https://very.goodlifebb.com

건조될수록 생강의 색이 검정색으로 변하는데 생강 뿌리의 색이 검은 색에 가까울수록 몸에 좋은 성분이 많다고 알려져 있다. 또한 그 성분은 필수 아미노산 8가지 이외의 20가지 이상의 성분을 함유하고 있다.[8] 그래서 흑생강을 태국에서 만병통치약이라 불릴 만큼 그 효능이 아주 뛰어나 국내외적으로 큰 수요가 있는 것으로 알려져 있다.[9]

이미 설명한 바와 같이 기온이 높고 일교차가 큰 지역인 태국Thailand, 라오스Laos, 미얀마Myanmar, 베트남Vietnam, 캄보디아Cambodia 일부 산간 지역 지역에서 자생하고 있으며, 최적의 생육조건을 가진 태국의 러이Loei, 펫차분Phetchabun, 피사눌록Phitsanulok에서 최상의 흑생강이 생산되고 있는 것으로 평가되고 있다. 흑생강은 어려운 야생 환경에서 자라온 식물이기 때문에 토지로부터의 영양의 흡수율과 보유율이 매우 높다. 또한, 성장 기간에 그 토지의 영양분을 대량으로 흡수하기 때문에 그 토지에 다시 재

---

8 아미노산(Amino Acid)은 한 분자 안에 아미노기와 카복실기를 갖는 유기 화합물로서, 모든 생명 현상과 관계가 있는 단백질의 기본 구성단위이다. 단백질 대부분은 100개 이상의 아미노산으로 이루어진다. 이러한 아미노산의 결핍은 체내 단백질에 손실을 가져와 체중감소, 빈혈, 근소모성 질환을 일으킨다. 동물이 생명을 유지하기 위해 필요한 아미노산 중에서 체내에서 합성되지 않거나 합성이 어렵기 때문에 음식물로써 섭취해야 하는 아미노산을 필수 아미노산이라고 한다. 성인의 경우 필수 아미노산은 발린, 류신, 아이소류신, 메싸이오닌, 트레오닌, 라이신, 페닐알라닌, 트립토판 등 8종류를 들고 있다.

9 http://blog.naver.com/PostView.nhn?blogId=s2in9&logNo=221317329504

배하기 위해서는 상당한 기간과 노동집약적인 노력이 소요된다고 한다. 그 만큼 흑생강에는 인체에 좋은 성분들을 다량 함유하고 있다고 한다.

그렇기 때문에 천 년 전부터 원산지인 태국에서는 흑생강을 자양 강장에 효과가 있는 식물로 애용하고 있고, 누구나가 잘 알고 있는 약용 식물로 주로 차로 마시거나 술에 넣어 숙성시킨 후 약주로도 마시고 있다. 민간요법으로 정력 증진, 성(性)능력 향상, 안티에이징Anti-aging(抗老化), 위장병, 관절염 등에 사용되어왔고, 태국 정부에서는 대표적인 약용 식물로 흑생강을 알리기 위해 노력하고 있다. 부연 설명하자면 정력 증강, 발기력 증강, 자양 강장, 안티에이징, 피로회복, 당뇨병, 항(抗)바이러스, 다이어트, 피부미용, 순환 관련 질환 개선, 소화기 병 개선 등 흑생강을 섭취하면, 다양한 효능이 있는 것으로 알려져 있다.

이 흑생강은 열대지역의 고원지대나 주로 서늘한 산악지역에서 생산이 되고 있는데, 인체의 자양강장(滋養强壯), 혈액순환개선, 다이어트, 전립선비대증, 노화문제aging care, 항(抗)당화(糖化),[10] 수면개선, 면역력의 부활 등 다양한 매력을 가지고 있는 것으로 인식되면서 소비자들에게 많은 관

10 녹말 따위의 다당류가 효소나 산의 작용으로 가수 분해되어 단당류나 이당류로 변하는 반응을 당화라고 한다.

심을 끌고 있다. 뿐만 아니라, 흑생강의 검은색은 블루베리Blueberry가 많이 함유하고 있는 안토시아닌Anthocyanin 색소 때문에 인체의 시력에도 좋은 것으로 알려지고 있다.[11] 현지인들은 이 흑생강을 주로 손발이 찬데 또는 배가 아픈 데에도 사용해 왔다고 한다.

생강과(科) 식물의 뿌리인 흑생강Black Ginger; Krachai Dum은 주로 태국, 라오스, 미얀마, 베트남, 캄보디아 등지에서 많이 생산되면서 오랜 기간 남성은 물론 여성들도 많이 사용해왔다고 한다. 주로 성적(性的) 본능의 에너지 즉 리비도libido를 증진시키고 민간수준에서 낮은 의료조건들을 치료하기 위함이라고도 한다.

그러나 이러한 효능이 서구 사회에는 별로 알려져 있지 않았다. 역사적으로 그리고 오늘날에도 태국에서는 이 흑생강이 널리 재배되어 오고 있는데 주로 남성의 스태미나, 활력 그리고 최음적(催淫的) 효과를 위해서 재배된다고 할 수 있다. 끄라차이담Krachai Dum은 상당량의 PDE5 억제제[12]를 함유하고 있다.

---

11 안토시아닌 효능에는 우선 시각 기능 개선, 대사 증후군(고혈당, 고혈압, 동맥경화나 당뇨병과 같은 성인병) 예방, 항암효과, 콜레스테롤로 인한 고혈압, 심혈관 질환 효과, 동맥경화증 예방, 골다공증과 폐기능 개선 효능 등이 있다고 한다. (http://www.yakup.com/premium/index.html?mode=view&cat=3&nid=477&num_start=230)

끄라차이담Krachai Dum 품종의 개발과 수집은 지난 2003년 초에 태국의 북부 및 북동부 지역인 Loei, Phitsanulok과 Pherchabun 지방의 상업적 재배 지역에서 이뤄졌다고 한다. 특별히 태국에서는 치앙라이Chiangrai 원예연구소Horti cultural Research Center와 Chulalongkorn University에서 흑생강 땅속뿌리(根莖) 내부의 색깔 분석을 통하여 이뤄졌다고 한다. 앞서 언급한 바와 같이 이 흑생강은 처음 수확할 때는 보라색이지만 쪄서 건조를 시키면 검은색으로 변하게 된다. 그래서 흑생강이라는 이름으로 불린다.

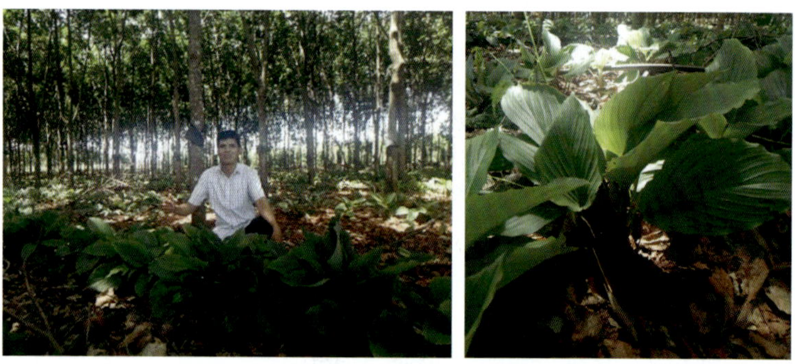

베트남 Gia Lai성의 흑생강 재배자 Đoàn Thanh Giáp씨

12 발기부전치료제인 PDE5(Phosphodiesterase5) 억제제로는 비아그라, 시알리스, 누리그라, 팔팔정 등이 있는데, 이 PDE5 억제제는 특정 기전을 통해 평활근을 이완하고 음경해면체 내로 혈액유입량을 증가시켜 발기를 유발한다. (https://www.hidoc.co.kr/healthstory/news/C0000001028) / Black Ginger, Krachai Dum, Kaempferia Parviflora, Thailand, www.black-ginger.com

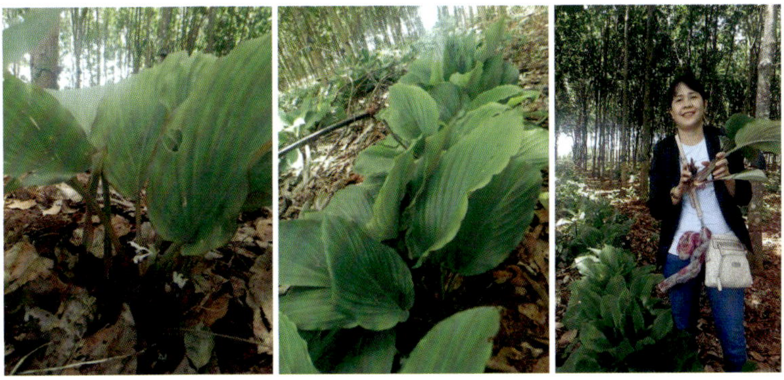

Gia Lai성의 Giap씨 흑생강 농장을 찾은 Thai Hoang Minh 공저자

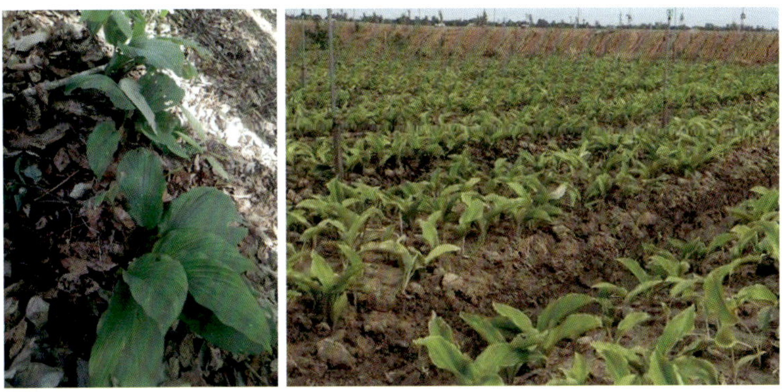

Gia Lai성의 흑생강 농장

흑생강은 앞서 설명한 바와 같이 생강과의 초본식물(草本植物)이다. 고대로부터 흑생강은 전통적으로 건강을 향상시키고 자극하고 원기를 북돋우는 역할을 하기 위하여 이용되어 왔다. 이 흑생강은 대부분 남성의 성적 기능을 촉진하기 위해 매우 인기 있는 식물임은 이미 언급한 바 있다. 그래서 시장에서 다양한 제품형태로 발견되고 있다. 태

국의 전통적인 의약품으로 가장 인기 있는 품목으로 오랜 기간 동안 사용되어 왔다.

흑생강은 다양하게 흥미로운 특성을 지니고 있는데, 그 가운데서도 가장 흥미로운 것은 부부간 성생활의 증진과 회춘이라고 할 수 있다. 무엇보다 흑생강은 상당한 양의 PDE5 억제제를 함유하고 있기 때문이다. 이 PDE5 억제제는 cGMP[13]의 분해를 억제하여서 성적 자극을 통한 음경의 혈류를 증가시킨다. 이런 작용기전 때문에 성적 자극이 있어야 PDE5 억제제가 효과를 보인다. 이러한 PDE5 억제제는 비아그라Viagra와 비슷해서 남성의 고환으로 혈류를 증진시켜서 성적기능을 향상시키는 것으로 알려지고 있다. 뿐만 아니라 흑생강은 정자의 수(數)를 증가시키고 흑생강의 적응소 활동, 트리글리세리드(중성지방)의 감소, 당뇨병 예방 등을 통하여 건강을 향상시킨다.

태국, 미얀마 등의 고산지역에서 자생하는 킹담Kingdam은 모양이 일반 생강과 비슷하고 흑색에 가까운 자색을 띄어 흑생강이라 불리지만 생강보다 더 효능이 많은 천연 약재이다. 흑생강(또는 검은 생강)이라 불리고 단면은 자색을 띄어 자색 생강이라고 불리기도 하는 흑생강은 태국, 미얀

13 cGMP (Current Good Manufacturing Practice)란 최신우수의약품제조관리기준을 뜻한다.

마나 라오스가 원산지이기 때문에, 태국 여행을 가면 많이 구입하는 약재인 것이다. 라오스의 끄라차이담Krachai Dum은 현지어로 '킹담'이라 부른다.[14]

흑생강은 이미 알려진대로 초본과의 생강과 식물이면서 주로 주변의 높은 나무의 그늘이 있는 토지를 이용해서 식재되기도 하고, 그냥 평지에서도 재배되고 있는 모습을 발견할 수도 있다. 한 연구 결과에 의하면 흑생강은 앞에서 설명한 바와 같이 PDE5[15]라고 하는 마치 비아그라와 같은 작용을 하면서도 부정적인 부작용이 없는 억제물질을 다량 함유하고 있어서 천연 비아그라로도 알려져 있다.

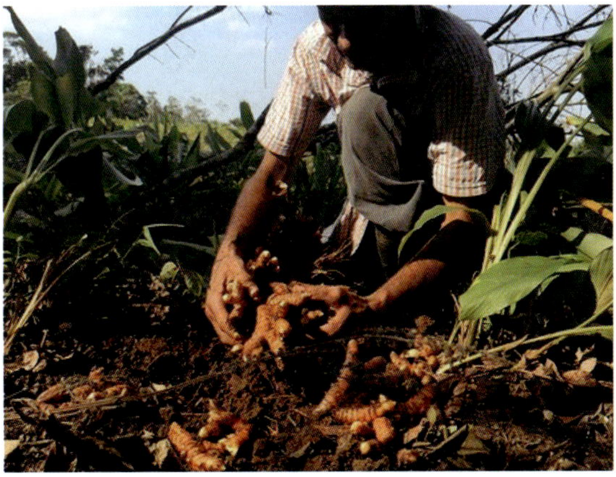

캄보디아 농민의 흑생강 수확장면

14 https://nagano-99.tistory.com/871

15 발기부전 치료제

태국에서 예전부터 실행되어온 전통적인 의료행위에서는 흑생강이 남성의 발기부전제로서 천연적인 테스토스테론Testosterone[16] 촉진제로 이용되고 있으며, 여성의 성욕을 증진시키는 역할도 하는 것으로 유명하다. 특히 흑생강은 야생 고산지(高山地)의 토지 영양분을 대량 흡수해 한번 수확 후에는 토양이 몇 년 동안 휴식기(休息期)를 가져야 하는 것으로 알려져 있다.[17]

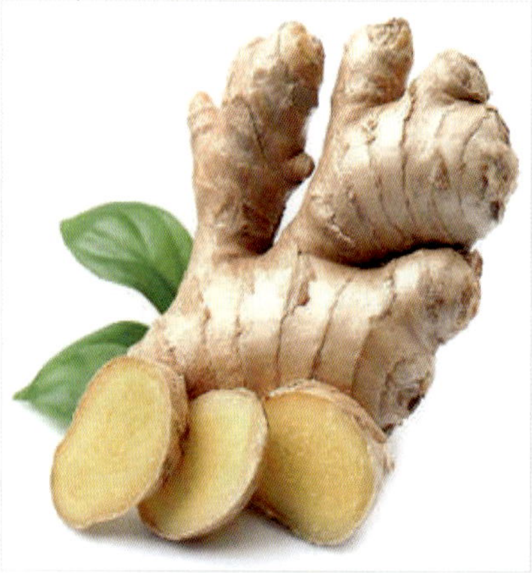

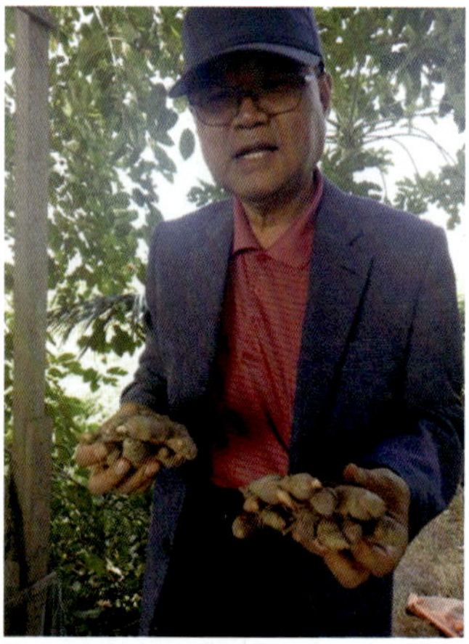

베트남 흑생강 뿌리 : Saigon 남쪽 Dong Thap에서

16 테스토스테론(Testosterone)은 고환에서 생성되는 대표적인 남성 호르몬으로서 이것이 부족하면 나타나는 증상이 수면장애, 식욕감소, 무기력, 성욕저하, 발기부전 등과 같은 성 기능 저하가 나타날 수 있다.

17 https://cdn.freshplaza.com/2017/0425/costapr3.jpg

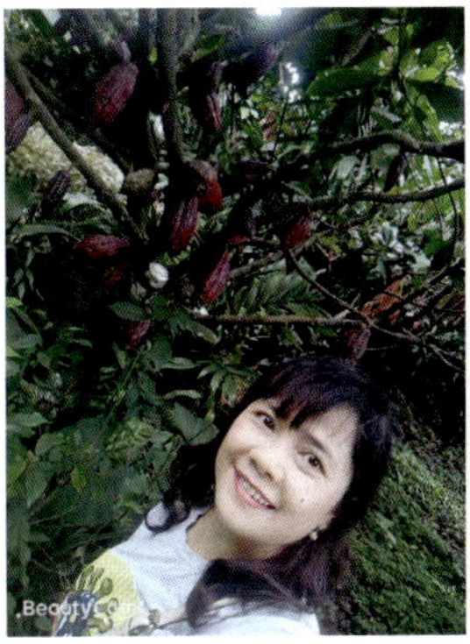 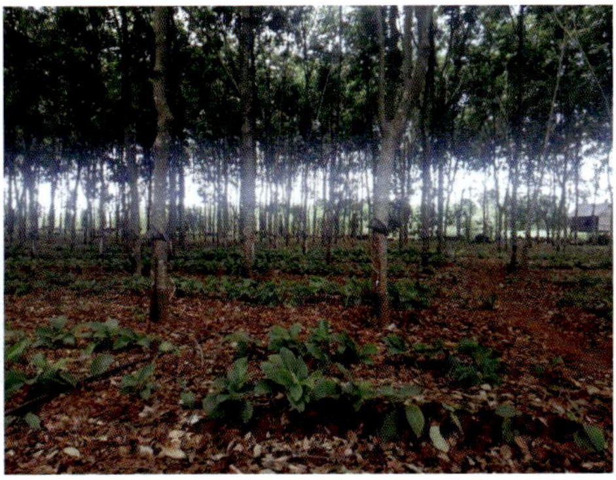

흑생강을 코코아 나무와 고무나무 그늘에서 재배하는 모습

최근 2013년부터 제주도에서도 특용작물로 흑생강의 재배가 소규모로 이뤄지기도 한데, 흑생강의 번식은 일반석으로 종근에 싹을 틔우는 것으로 우리나라에서는 지역에 따라 상이할 수 있겠으나 일반 생강과 재배법이 거의 비슷하다. 노지와 하우스에서 모두 재배가 가능하고, 파종 후 수확까지는 보통 9~10개월이 소요된다. 수확은 내륙의 경우 10월 중순에 하는 곳도 있다. 그리고 열대작물인 만큼 겨울에는 시설 안으로 넣어주는 것이 좋다.[18]

18 사단법인 단양군귀농귀촌인협의회, 「아열대작물이 뜬다」, 흑생강 - Daum 카페

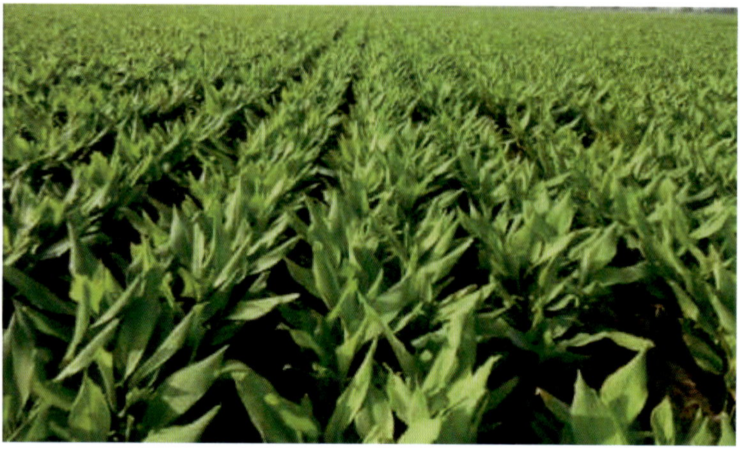

베트남의 흑생강 재배단지
(Turmeric Production Guide, businessdiary.com.ph)

흑생강은 태국 북부지방과 캄보디아, 베트남 그리고 라오스 일부지역을 포함한 인도차이나 지역에 자생하는 생강과의 작물인 것은 이미 설명한 바와 같다. 그리고 사포닌 성분이 인삼의 5배 정도 함유되어 있어서 식품으로 태국은 2월경부터 재배를 시작하여 11월부터 수확하기 때문에 생육기간이 9개월이 필요하다는 것을 알 수 있다. 그러나 한국의 기후 특성상 1년 재배는 하우스 아니면 불가능한 실정이라고 할 수 있다.

심기 전에 개미가 달라붙지 않는 농약에 잠시 헹궈서 심고, 밭에서는 간격이 40 cm 정도를 유지해야 한다. 생물을 손가락 한 마디 정도로 잘라서 손마디 정도 깊이로 심으면 된다.

국내에서의 흑생강 재배에 참고할 점은, ① 하우스 재배를 권장하며, ② 가을에 포트 온실재배를 하고 이듬해 봄에 밭으로 옮기면 1년 이내 수확이 가능하다. 그리고 ③ 봄에 심어서 서리가 내리기 전에 비닐로 덮어주고, 다음 해의 가을에 수확하는 방법이 있다.

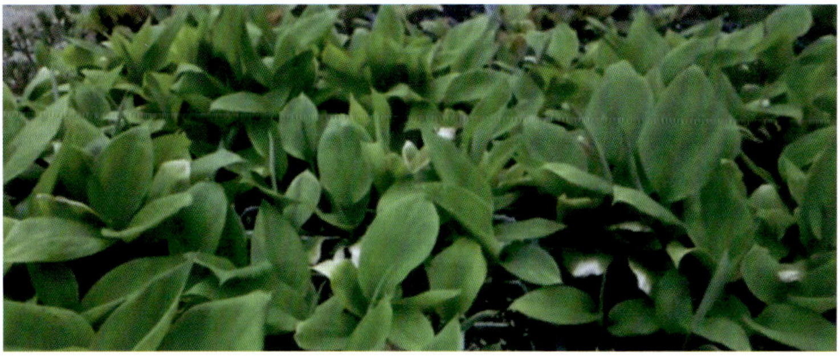

흑생강 모종

흑생강의 효능과 부작용

흑생강은 라오스 일부 지역과 태국 북부 고산지역에서 생산되는 생강의 한 종류로 현지인들은 손발이 차거나 체온을 올리고자 할 때 배가 아플 때 섭취하였다고 알려져 있으며, 현지인들에게는 만병통치약으로 통하고 있다. 이 외에도 다이어트 및 정력, 시력 개선에도 효과가 있다고 알려져 있다.[19]

흑생강은 우리나라의 인삼처럼 사포닌Saponin이 다량 함유되어 있어 많이 유명해진 식품으로 인삼의 효능과 비교했을 때 사포닌 함량이 인삼보다 무려 5배 정도가 더 많이 함유되어 있다고 한다. 사포닌은 항암, 항산화, 혈행 개선 및 당뇨, 동맥경화, 면역력 증진, 기억력 개선, 피로 회복,

---

19 https://very.goodlifebb.com/

알코올 해독 등 염증을 예방하는 성분을 포함하고 있다. 특히, 남성들에게는 성 기능에 탁월한 효과를 나타내고 있다. 이 밖에도 체지방 분해 및 식욕 억제 효과, 성장 발육, 노화 방지, 불면증 완화, 두통 감소, 뇌 기능 향상, 항염증 효과, 항암효과, 생식기 혈류 증진, 수족 혈류 증진, 골다공증 예방, 에너지 소비증진 등의 효과를 들 수 있으나, 이 흑생강은 식품으로 사용할 수 없다는 경고를 하고 있다.[20]

흑생강의 효능을 좀 더 자세하게 설명하자면 다음과 같이 요약할 수 있다.

최고급 품질의 흑생강은 태국 고산지대와 라오스 일부 지역에서만 자란다고 하는 주장도 있다. 사람이 재배한 흑생강은 보랏빛이며 열대지방의 척박한 고산지대에서 자란 흑생강은 검은색에 가깝다. 당연히 검은색의 흑생강이 약효가 훌륭하다는 설명도 있다.[21] 태국 건강기능식품 중에서

---

20 1. 흑 (紫色)생강 (학명: Kaempferia parviflora)은 안전성이 입증되지 않아 식품원료로 등재되어 있지 않은 식물로 식품 용도로 사용할 수 없음. 2. 흑생강을 생산 및 판매하는 생산자는 흑생강을 이용하여 식품의 제조·가공·조리용으로 유통·판매되지 않도록 하고, 혹시 제품을 홍보 목적으로 인터넷상에 올린 경우에는 판매사이트 차단 등의 조치로 지도·단속에 적발되는 일이 없도록 해야 한다. 2. 다만, 국내에서 새로이 식품의 원료로 사용하고자 할 경우, 「식품 등의 한시적 기준 및 규격 인정기준 (식약처 고시)」에 따라 해당 원료의 안전성을 입증할 수 있는 자료와 함께, 한시적 기준 및 규격 인정을 신청하면 식품원료로 사용 가능 여부를 검토받을 수 있다 (식품의약안전처, 식품의약안전평가원 신소재식품과).

1위라고 알려진 태국의 국민기업 카올라어Khaolaor는 태국 정부가 보증하는 최상급 품질의 100% 태국산 흑생강만을 사용한다고 한다.

흑생강의 건강혜택

흑생강은 생물 수입은 금지되어 있어서 말린 것으로 조금씩 수입되고 있으며, 대부분이 재배한 것으로 자연산은 구하기가 힘든 실정으로 알려져 있다. 그 주요 효능을 요약하자면 다음과 같다.

면역력 증진 및 원기 회복Regulates blood circulation : 흑생강은 인삼보다 무려 5배나 많은 사포닌이 함유되어 있어서, 사포닌 성분은 체내의 면역체계와 원기 회복에 많은 도움을 준다. 흑생강에는 아미노산 성분 또한 많이 함유되어 있어, 젖산의 발생 억제, 근육 회복 및 피로 예방에도 효과가 좋은 것으로 알려져 있다.

수족냉증 : 체온을 올리고 말초 혈액 순환을 원활하게 하는

---

21 https://www.qoo10.com/g/680885937/

흑생강의 바지[22]라는 성분은 프로스타글란딘Prostaglandin[23]이라고 하는 일련의 생리 활성 물질의 활성화를 가져온다. 프로스타글란딘은 심장혈관 질환과 바이러스 감염을 억제할 수 있는 강력한 효과로 인해 큰 관심을 끌고 있다. 이것은 동물의 조직 내에 널리 존재하며, 여기에서 불포화지방산으로부터 형성되어 재빨리 대사된다고 알려져 있다. 그 결과 수족 혈류 개선으로 수족냉증의 개선이 가능하게 된다는 것이다.

성인병 예방 Treats high blood pressure ; Reduce triglyceride : 콜레스테롤을 낮추고, LDLLow density lipoprotein[24] 콜레스테롤을 낮춰주어, 혈액순환을 활성화시켜서 고지혈증, 동맥경화, 심근경색, 고혈압 등 성인병과 혈관계 질환 예방 및 개선에 효과적이다. 또한 기초 대사량을 올려주는 데 도움을

---

22 흑생강에 포함된 생강의 '바지' 성분은 말초 혈관을 확장시키는 작용이 있어서 혈액순환을 좋게 하고 체온을 올리는 데 효과가 좋으며 기초 대사량을 향상시키며 지방의 연소를 촉진하는 성분이다. (태국 청정지역 흑생강 효능 및 부작용 천연정력제&다이어트)

23 전립선, 정낭 따위에서 분비되는 호르몬과 같은 불포화 지방산의 약제 작용을 막아주어 수족냉증의 개선에 도움이 된다고 한다.

24 LDL(低密度 脂質蛋白質, low-density lipoprotein, LDL)은 혈액을 통해 콜레스테롤을 운반하는 분자 중 하나라고 한다. 고밀도 지질단백질(高密度 脂質蛋白質, high-density lipoprotein, HDL)도 혈액을 통해 콜레스테롤을 운반하는 분자 중 하나인데, LDL콜레스테롤을 제거해서 동맥경화를 방지하여 생명을 연장시켜 준다고 한다. (https://well.imsinger86.com/6).

주어 다이어트에 효과가 좋은 흑생강은 포함되어 있는 '바지'라는 성분이 혈액 순환을 돕고 기초 대사량을 늘려, 지방 연소 및 축적을 막아주기 때문에 다이어트에 효과적이다는 이론도 있다.

피부미용 및 항산화 효과Antioxidant Effects ; Anti-allergic & Inflammatory : 안토시아닌Anthocyanin이 풍부하게 함유되어 있는 흑생강은 피부를 탄력 있게 만들어 주고 피부미용에 좋아 피부노화 방지에도 도움이 된다. 또한 안토시아닌 성분은 눈병과 시력 개선이나 회복에도 많은 도움이 된다. 안토시아닌은 세포의 재생 촉진, 혈류 촉진 작용, 모세혈관의 보호, 피로회복, 망막과 동공의 작용을 좋게 하는 시력 보호 작용, 암세포의 증식 억제, 항염증 작용,[25] 항궤양 작용 등의 효과가 있다고 전해지고 있다.

흑생강에는 알긴산Alginic acid[26]과 아연Zinc이 들어 있는데, 아연이 많기로 유명한 굴보다도 몇 배 이상 아연의 함량이 높은 것으로 알려져 있다. 남성의 건강에 도움을 준다

---

25 흑생강이 아스피린보다 10배 높은 소염효과를 지녔다고 한다.

26 알긴산(Alginic acid)은 갈조류 세포벽의 다당류 산이다. 알긴산은 미역·다시마·켈프 등 갈조 식물의 세포벽에 함유된 산으로 정제품은 하얀 분말 상태이다. 알긴산은 용도의 범위가 아주 넓다. 직물을 염색할 때 풀로 사용하고, 아이스크림, 잼, 마요네즈, 마가린 등에 점성도를 증가시키기 위하여 쓰이며, 또 로션, 크림, 알약의 재료, 종이 제조에도 쓰인다.

고 알려진 성분이 아연이라고 한다. 카사노바가 굴을 즐겨 먹은 것도 바로 굴에 많이 들어있는 아연 때문이었다는데, 아무튼 이렇게 흑생강에 다량 함유되어 있는 알긴산과 아연 성분 때문에 흑생강은 건강에 도움이 되는 것으로 알려져 있다.[27]

정력강화Stimulates testosterone production ; Enhancing Male Sexual Functions : 흑생강에는 아연과 아르기닌Arginine[28] 성분이 들어있는데, 이 성분은 남자의 정력에 아주 좋은 성분으로 혈액순환과 확장에 도움을 주어 성기능 향상과 전립선 질환 치료에 효능이 좋다. 남성의 발기부전의 원인에는, 피로나 혈류의 악화 등이 있는데, 흑생강은 피로회복과 혈류 개선 효과로부터 성기능 회복을 기대할 수 있다는 것이다.

남성 발기강화 및 지속 Prolongs Erection Duration : 연구 결과에 의하면 흑생강은 천연 비아그라로 알려져 있다. 왜냐하

---

27 아연(Zinc)의 효능을 살펴보자면, 면역력 향상, 피부 가려움증 개선, 남성 건강(테스토스테론 성분생산), 탈모 예방, 스트레스 해소, 피부미용 효과, 미각 향상, 눈 건강, 당뇨 예방, 위 기능 향상, 아동들의 성장 발육 촉진, 체중감량 효과 등이 있다고 한다. 이처럼 인체 건강에 중요한 아연이 많이 함유된 식품은 굴, 소고기, 미역, 다시마, 꽃게, 콩 등이다. (https://dydals0207.tistory.com/116)

28 단백질을 구성하는 염기성 아미노산의 하나로서, 몸속에서 생기는 암모니아의 독성을 없애 다시 이용하는 작용을 한다.

면 많은 PDE5 억제물질을 함유하여서 비아그라Viagra와 같은 역할을 하며 부작용이 없기 때문이다. 옛날부터 흑생강은 남성의 발기부전 치료를 위해 사용하는 천연 테스토스테론 촉진제로 사용되며 여성의 성적 에너지인 리비도를 증가시킨다. 흑생강은 다양한 형태의 제품으로 시장에서 거래된다. 또한, 혈관 내에서 일산화질소가 되어 혈관을 확장하거나 혈액을 깨끗하게 한다.

여성 호르몬 : 여성에게 굉장히 좋은 흑생강은 혈액순환을 원활하게 하는 성분이 함유되어 있어, 혈액의 순환을 개선해주고, 오한을 개선해주어, 여성 호르몬의 균형을 조절하는 효과적인 약재이다.

앞서 언급한 바와 같이 흑생강은 1천 년 이상을 걸쳐서 전통적으로 식품과 민속 의약품으로 이용되어왔다. 흑생강은 분말로 만들어서 티백tea bag으로 사용되기도 하고 최근에는 와인을 달이는 데 사용되고 있다. 와인 형태의 흑생강은 태국에서 강장제와 최음제로 점차 많이 사용되고 있다. 흑생강 추출물KPE의 생물학적인 역할은 항산화 역할과 전문병원의 신체 지구력 성능을 증가시키는 것으로 나타났다. 그리고 항산화 작용을 촉진하는 성분이 포함되어 있어서, 활성산소를 억제해서 노화 방지 및 면역력을 증가시킨다.

폴리페놀Polyphenol : 이것은 우리 몸에 있는 활성산소(유해산소)를 해가 없는 물질로 바꿔주는 항산화 물질 중 하나이다. 폴리페놀은 활성산소에 노출되어 손상되는 DNA의 보호나 세포를 구성하는 단백질 및 효소를 보호하는 항산화 능력이 커서 암을 비롯한 다양한 질병에 대한 위험도를 낮춰주는 역할을 한다. 또한 폴리페놀류는 콜레스테롤이 소화관으로 흡수되는 것을 막아주기 때문에 혈중 콜레스테롤의 수치를 낮게 해주는 작용도 한다. 동맥경화나 뇌경색의 위험도를 낮춰주며 호르몬 작용을 촉진하며 항산화 작용으로 모세혈관을 강화하고, 아르기닌arginine[29] 등과 협동해 발기력을 회복시킨다.

당뇨환자에 혜택 Diabetes ; Anti-obesity Effects : 흑생강의 또 다른 건강 혜택은 당뇨병 환자들에 대한 놀라운 혜택을 제공한다는 점이다. 흑생강은 혈당 수준을 떨어뜨리는 것으로 알려져 있다. 제2형 당뇨병 환자들이나 비만 고통을 겪고 있는 환자들에게 실험한 결과에 의하면 흑생강 추출액

29 아르기닌(arginine)은 모든 생물체에 존재하는 조건부 필수 아미노산이다. 간에서는 체내 암모니아를 제거하기 위하여 요소의 합성과정이 일어나는데, 이때 아르기닌이 요소회로(urea cycle)에서 요소로 분해된다. 아르기닌은 혈압, 장운동의 조절, 혈소판의 응고, 식균세포의 기능에 관여하는 산화질소(NO)의 전구체로서 중요한 역할을 한다. 아르기닌이 많이 들어 있는 식품은 육류, 어류, 유제품, 견과류, 초콜릿 등이다.

이 지방축적을 억제하고 인슐린 저항을 감소시키기 때문에 당뇨병 환자들에게는 매우 고무적이라고 할 수 있다. 흑생강은 음료나, 고체 형태로, 연질 캡슐 또는 태블릿 형태로 소비할 수 있다.

그러나 식약처에 의하면 국내에서 갈랑가Galanga는 식품 원료로 사용이 가능하지만, 흑생강은 안전성이 입증되지 않아서 식용이 불가능하다. 태국에서는 흑생강이 크라차이 담Krachai Dam으로 불리고 있다. 전통적으로 흑생강은 흔한 에너지 향상제 및 강장제로 이용되고 있으며, 동남아 지역 특히 태국에서는 건강혜택을 얻기 위해서 흑생강을 차(茶)로 소비하고 있다. 흑생강은 일반적으로 신체적 에너지를 증가시키는 데에 전통적인 의약품으로 이용되고 있고 위장병을 제거하는 것으로 알려져 있다. 주요 효능은 아래와 같이 요약할 수 있다.[30]

30 http://blog.naver.com/PostView.nhn?blogId=kweon1616&logNo=221726192366

흑생강의 기타 건강혜택

원기회복 및 면역력 증진 Strengthen body & Power : 우리가 일반적으로 알고 있는 생강은 요리에 다양하게 활용되지만 흑생강Krachai Dam은 약재로 쓰인다. 태국에서는 만병통치약으로 여길 정도로 흑생강이 자양 강장 향상에 뛰어나다고 한다. 인삼과 비교해 사포닌이 5배 이상 함유되어 있다고 한다. 사포닌이 면역력을 높이고, 아르기닌Arginine 성분도 다량 함유하고 있어서 면역력을 높이고, 체내 세포를 활발하게 만든다. 또한, 인체의 피로회복에 도움을 주게 되며 신체에 활력을 주어 각종 질병 예방에 도움이 된다.

자양 강장 Increase energy(滋養強壯) : 흑생강은 태국에서는 무려 1000년 전부터 자양 강장에 효과가 있다고 알려져 있으며, 차와 술 등의 형태로 음용하는 오랜 역사를 이어오고 있다.

성인병 예방 Heart disease : 흑생강은 아르기닌 성분을 다량 함유하고 있어 근력을 개선해주고, 콜레스테롤 수치를 낮춰주며, 혈액순환을 원활하게 하여 혈액 정화에도 도움이 된다. 따라서 고혈압, 고지혈증, 심혈관계 질환 예방 및 치료에 좋다.

관절염 및 통증 완화: 흑생강이 널리 알려진 것은 태국의 소수 몽족[31]이 근육통, 피로회복, 발기부전에 흑생강을 섭취한다는 게 알려지면서라고 한다. 흑생강은 신체의 습담(濕痰)을 개선해주어 근육통, 관절염에 도움을 많이 준다고 한다. 몸의 2/3가 체액으로 이루어져 있는데 한의학에서 이를 진액이라 하고 진액이 잘못된 생활 습관, 스트레스 등 다양한 것으로 인해 변화되는데 몸에 안 좋은 노폐물, 독소 등을 습담이라고 한다. 모든 병의 원인이 습담과 관련이 있는데, 여성은 갱년기가 오면 관절염이 동반된다. 갱년기 증상 완화에도 많은 도움을 받을 수 있다고 한다.

정력 강화 및 성 기능 개선 Creates nerve stimulus / Nourishes the prostate gland**:** 흑생강은 아르기닌, 아연을 풍부하게 함유하고 있으며, 혈관을 확장시켜주고, 혈액순환을 원활하게 해 성기능 개선에 효과적이고 전립선, 전립선 비대증 치료에 상당한 효능이 있다고 한다.

다이어트 및 간 기능 개선: 아르기닌이 풍부한 흑생강은 간해독에 탁월하여 체내 독소를 배출해주는 역할을 한다. 또

---

31 몽족(Hmong)은 베트남, 중국, 라오스 등지에 사는 묘족이다. 중국에 가장 많이 거주하는 묘족과 같은 민족 집단으로 같은 계통의 언어를 말하는 사람들은 태국, 미얀마, 라오스, 베트남 등의 산악 지대에 살고 있다. 중국에서는 55개 소수 민족의 하나이다.

한 스트레스, 인스턴트 음식 섭취로 인한 염증에 효과를 보인다. 또 아르기닌이 비만을 막는데 효과적이어서, 체지방 감소 효과가 뛰어나 다이어트에 도움이 된다고 한다.

항산화 효과: 흑생강은 항산화 효과를 내는 안토시아닌 anthocyanin이 풍부하다. 비교를 해보면 딸기 100 g당 21 mg, 흑생강에는 100 g당 377.6 mg을 함유해서 암, 당뇨병, 대사증후군 예방 및 개선에 좋고, 간 기능 개선, 유방암 예방, 항(抗)염증 작용 등 많은 효능이 있다. 안토시아닌은 항산화 효과를 내어 노화 방지 및 피부 미용 뿐만 아니라 눈 건강에 좋다고 알려져 있다. (https://mand2.tistory.com/425)

실험실과 동물을 이용한 연구 결과에서 흑생강은 신진대사와 항(抗)당뇨 자극제이기 때문에 알레르기 질환의 치료에 혜택이 있다. 사람을 대상으로 하는 실험에서 흑생강은 말초적인 혈류 순환을 개선시킬 수 있는 잠재력을 가지고 있으며, 혈관을 강하게 하며 부종(浮腫) 증상을 해소하는데 잠재적 가능성을 갖고 있다.

흑생강이 인체의 주요 부위별 효능이 강한 곳을 구체적으로 살펴보면 다음의 그림에서 표시한 바와 같다고 할 수 있다. 좀 더 구체적으로 부연 설명하자면 두통을 감소시키고, 두뇌의 기능을 향상시킨다고 한다. 두뇌는 우리 인체의 중추적인 곳이다. 그리고 항(抗) 통증과 항암의 효과도 제공하는 것으로 알려져 있다. 특히, 남성에게 중요한 생식기 혈류와 수족의 혈류를 증진시키는 주요 역할을 한다. 이 뿐만 아니라, 골다공증을 예방하며 신체적 에너지 소비를 증진시켜서 몸의 활력을 촉진하는 역할을 한다. 이상의 긍정적 효과들을 위의 그림에서처럼 요약할 수 있다.

그렇다면 **흑생강의 부작용**은 무엇인가?

흑생강은 겨드랑이가 땀에 젖게 한다거나 체온을 올리는 것과 같이 경미한 부작용을 갖고 있다. 만일 흑생강을 고용량으로 섭취할 경우에 빠른 심장박동 수와 부정맥 또는 불규칙적인 심장박동 리듬과 같은 부작용이 발생할 수 있다. 그렇기 때문에 흑생강의 고용량 복용을 추천하지 않는다. 심장의 두근거림은 이 흑생강의 유용성을 제한하고 특별히 노년층과 혈압이 높은 사람들이나 심계항진(心悸亢進)이 있는 사람 등 심장질환이 있는 사람들은 흑생강을 사용하는 것이 바람직하지 않을 수도 있다.[32]

32 「고혈압 징후군」(*Symptoms of High Blood Pressure*)

흑생강이 인체에 미치는 긍정적 효과

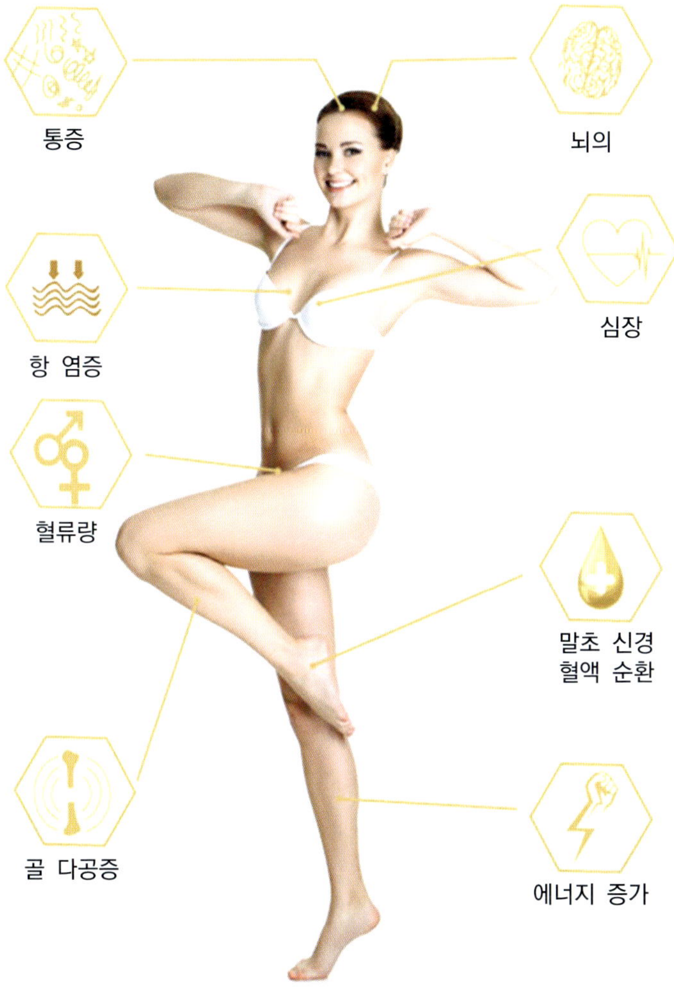

https://www.anabolichealth.com/thai-men-black-ginger/

앞에서 설명한 바와 같이 확실한 것은 흑생강은 사람들에게 실제로 중요한 건강 혜택을 준다는 점이다. 그러나 여기에서 언급하고자 하는 것은 약간의 부작용으로서 겨드랑이에 땀이 난다거나 체온이 조금 올라간다는 점 등을 들 수 있다.

흑생강 복용법[33]

우리나라에서는 복용법이 아래와 같이 다소 대동소이한 방법들이 소개되어 있다. 소비자들의 취향에 따라서 선택할 수 있다.

건조시킨 흑생강 : 2리터의 맑은 물에 5~6개 정도의 흑생강 조각을 우려서 물처럼 마신다.

분말 흑생강 : 분말 형태의 흑생강을 1:1 비율로 꿀과 섞어서 밀봉한 뒤 한 달 정도 후에 차로 끓여서 복용하거나 1티스푼 정도를 바로 복용한다.

---

33 http://blog.naver.com/PostView.nhn?blogId=kweon1616&logNo=221726192366 **태국 끄라차이담(흑생강) 효능과 부작용** (산과바다)

술로 담가 복용 : 술의 도수가 30도 이상인 술을 이용해야 한다. 술 2리터 정도의 담금주에 한 줌 정도의 건조된 흑생강을 넣어서 밀봉했다가 한 달 후 음용한다.[34]

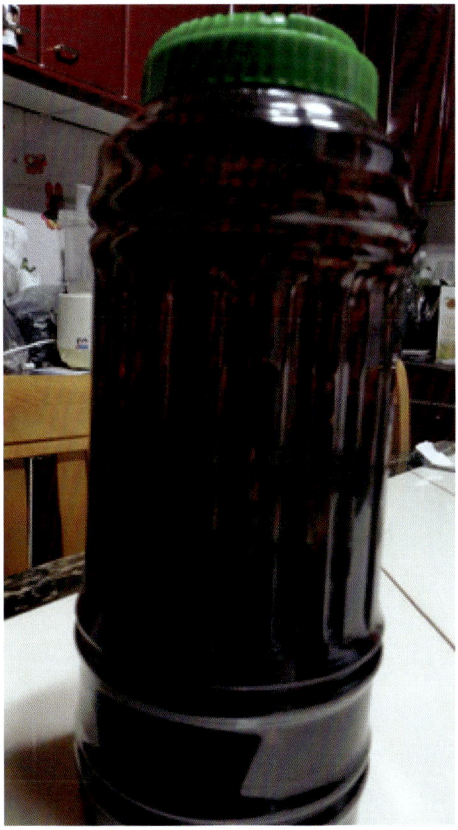

흑생강 술
(하얀 민들레의 꿈 | 흑생강주 - Daum 카페)

34 https://blog.naver.com/lidia815/221529233667

차로 마시기 : 물 500ml 당 흑생강 한쪽을 넣고 30~40분 정로 끓여준 후 식혀서 냉장 보관해서 마시면 된다. 또는 물 2리터에 10g 정도를 넣고 물의 양이 반이 될 때까지 약한 불로 달인 후 식혀서 하루 2~3회 수시로 마신다.

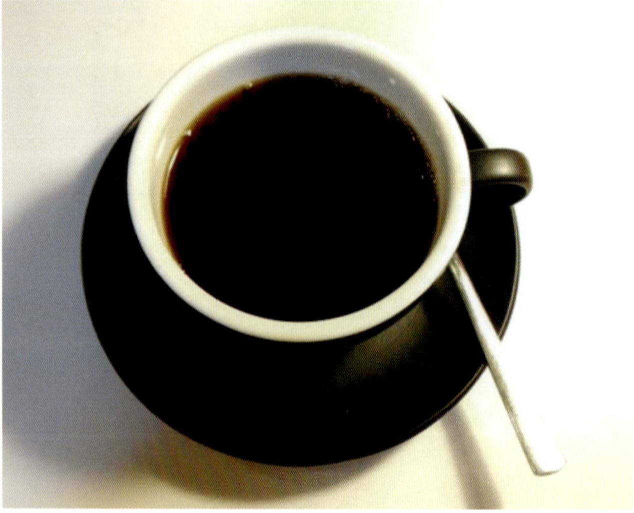

제주산 흑생강 차
(흑생강, 제주산 검은생강으로! : 네이버 블로그 (naver.com))

흑생강 꿀 : 숙성 용기에 흑생강과 꿀을 1:1 비율로 넣고 한 달 정도 숙성시킨 후 따뜻한 물에 타서 먹으면 좋다.

술로 담가 마시는 방법 : 흑생강 50g에 담금주(30도 이상) 1.8리터에 감초와 대추를 넣어 담가 둔다. 15일 후부터 하루에 소주잔으로 1~3잔 복용하는 게 적당하다.

현지인들의 복용법 : 라오스인들이 가장 즐겨 복용하는 방법은 술로 담근 후에 저녁 식사, 자기 전 소주잔 한잔 정도 마신다. 라오스인들은 민간 요법으로 관절염과 피로 회복, 정력 증강, 기관지 질환에 좋은 약주로 즐겨 마신다고 한다.

분말 흑생강 : 분말형태의 흑생강을 1:1 비율로 꿀과 섞어서 밀봉한 뒤 한 달 정도 후에 차로 끓여서 복용하거나 1티스푼 정도를 바로 복용한다. 실제로 동남아 지역의 캄보디아에서도 흑생강 분말 제품을 비닐 팩에 포장해서 백화점 등지에서 판매하고 있다. 이 제품은 흑생강 분말 한 스푼을 컵에다 타서 마시면 된다. 복용이 매우 간편하다.

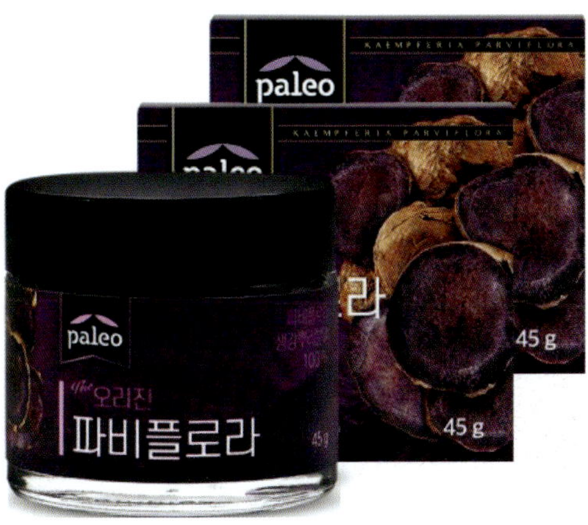

시중에서 유통 중인 흑생강 분말 제품

그리고 캄보디아에서 유통되고 있는 흑생강 제품은 '흑생강 분말'이라고 하는데, 겉에는 '흑견(黑犬)의 간 분말' Black Dog Liver Powder이라고 표시되어 있다. 아마도 흑견의 간이 인체 건강에 큰 효과가 있다고 일반인들에게 널리 알려진 점을 흑생강 홍보에 적용한 것으로 보인다.

아래에 소개된 흑생강 분말 제품은 전남대학교에서 대학원 과정을 마치고 캄보디아로 귀국한 지인Ms. Saran Chhoey이 프놈펜의 한 백화점에서 구입하여서 본 저서의 저자에게 보내온 것이다. 이 제품의 캄보디아 백화점 소매 가격은 $7.50이다. 이 흑생강 분말 제품의 혜택에 관하여 현지인들에게 홍보를 위하여 포장지에 적혀 있는 내용을 간략하게 소개하자면 다음과 같다.

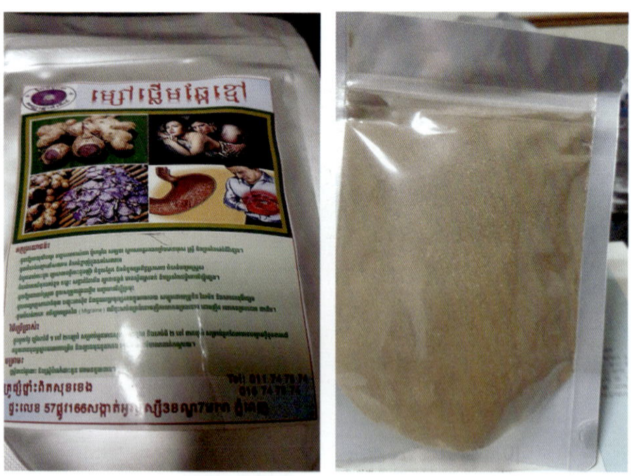

캄보디아에서 판매하는 흑생강 분말 제품 : 정면(좌)과 후면(우)

흑생강 분말의 혜택[35]

- 수명연장, 노화 지연, 근육 강화, 박테리아 예방, 남성 성기능 회복 등.
- 고혈압 감소, 동맥의 지방제거 등.
- 심장 고동 정상화, 눈 건강, 신경계 안정, 스트레스 해소 등.
- 뇌졸중(풍) 완화, 허리통증과 요통 완화, 무릎관절 건강, 각종 알레르기 완화 등.
- 수면 도움, 호흡기 조직 도움, 비염 해소 도움 등.
- 해독 도움, 산성(酸性) 감소, 신체 균형 유지, 단백질 보충, 비타민과 기타 인체에 유리한 물질 보충.
- 아픈 증상 완화, 두통, 편두통, 콩팥 염증 및 고통 완화, 콩팥 결석 방지, 빈뇨 증상 완화 등.

35 이 사진은 캄보디아에서 유통되고 있는 특정 제품의 홍보를 하기 위함이 아니고 현지에서 유통되고 있는 흑생강 분말 제품에 대한 부연 설명을 위함임을 밝히고자 한 것이다.

용법

- 건강한 성인은 한 컵에 1~2스푼, 앞에서 언급된 환자는 2~3스푼 정도를 타서 마신다.
- 아침 식사 전·후 또는 수면 전으로 마시되 어린이는 성인의 절반을 복용한다.

주의

임신부나 수유자는 복용을 금한다.

베트남 흑생강 제품[36]

흑생강은 수 주간 동안 발효시킨 생강을 의미한다. 이러한 과정을 거치면 신선 흑생강이나 건조 흑생강보다 쇼가올(Shogaol) 성분이 50배나 더 풍부해진다. 이 쇼가올은 다양한 약효와 약리작용을 지닌다.[37] 항염증, 항산화 작용이

---

36 이 부분은 Dr. Son Ngyuen의 도움에 의한 내용임을 밝혀 둔다.

37 생강의 매운맛을 내는 성분으로 활성산소를 제거하는 항산화 효과 및 활성산소에

강하여 감기나 기관지염을 효과적으로 다스리며, 장염을 일으키는 비브리오균을 살균하는 효과가 있다. 체온과 대사 작용을 증가시키며, 간장 세포를 활성화 및 관절 통증을 경감시킬 수 있다. 흑생강의 발효과정에서 신선한 생강과 꿀을 흑생강으로 변화시키며, 천연당분과 잘 씹을 수 있게 만들며 젤리와 같은 맛을 지니게 만든다. 이 과정에서 합성물이 숙성 과정에서 알칼로이드나 플라보노이드 합성물과 같은 고도의 활동적인 항산화 물질로 변화시킨다. 이는 100% 순전한 꿀과 생강을 함께 발효시킬 때 가능하다.[38]

이러한 흑생강을 베트남에서 신선 흑생강의 구입 가격은 13.02$/Kg 수준이다. 이는 환율 $1=₩1,132를 고려하면 ₩14,738/Kg 수준을 의미한다. 상당히 높은 가격이라고 할 수 있다. 그리고 국내 제주에서 생산된 흑생강은 ₩15,000/100g에 거래되고 있는데, 태국산 ₩10,000/200g 대비 상대적으로 매우 높은 수준이다.

의한 유전자 손상을 차단하여 항암효과를 나타낸다. 해열과 진통 및 강력한 항염증효과, 중추신경계를 진정, 위 점막을 자극하여 위액 분비 증가, 소화작용 촉진, 구토 억제 등의 작용이 있다. (지리산 농부들 | 진저롤과 쇼가올에 대하여 - Daum 카페)

38 https://agalic.vn/product/fermented-black-ginger/

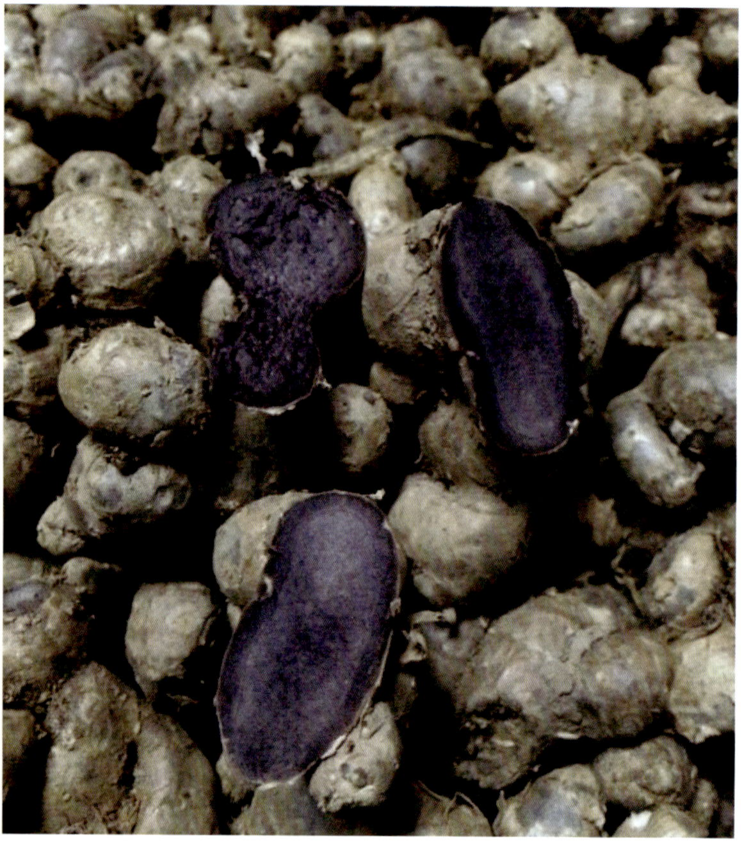

베트남 신선 흑생강 가격 : 13.02$/Kg

이제 이러한 신선 흑생강을 가공해서 일반 소비자 제품을 가공해서 판매하는 경우 그 가격이 상당히 높을 것으로 기대할 수 있다. 그러나 여기에서는 그 가공제품을 간단히 소개하면서도 안타깝게도 모든 제품의 소비자 가격을 파악하지는 못했다. 그래서 여기에서는 일부 소개된 제품의 가격 정보를 자세하게 밝히지 못한 채로 설명하고자 한다.

베트남의 흑생강 제품은 다수가 있겠지만 여기에서는 흑생강 뿌리의 절편,[39] 발효시킨 흑생강 절편,[40] 꿀과 함께 제조된 흑생강 절편즙,[41] 그리고 동화작용 제품[42] 등의 가공 제품들이 유통되고 있다.

여기에서 흑생강 뿌리의 슬라이스 조각들을 파우치에 포장해서 소매로 유통하고 있다.

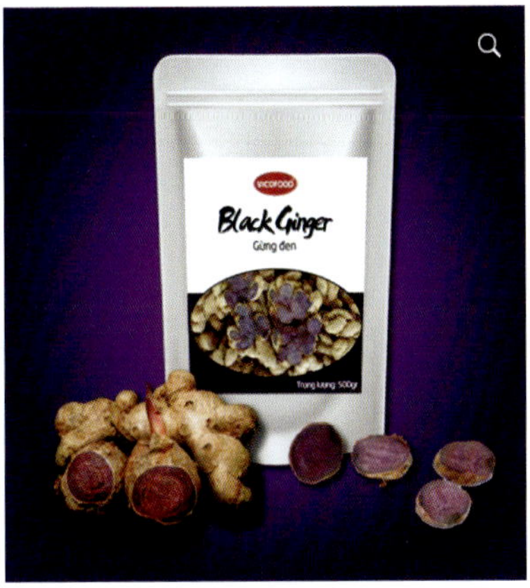

베트남 흑생강 절편 제품
(https://vicofood.com/san-pham/gung-den-viet-nam-xuat-khau)

39 https://vicofood.com/san-pham/gung-den-viet-nam-xuat-khau

40 https://agalic.vn/product/fermented-black-ginger/

41 https://agalic.vn/product/siro-ecological-black-ginger-fermented-with-honey

42 생물이 저분자유기물이나 무기물을 흡수하여, 고분자화합물을 합성하는 과정을 의미한다.

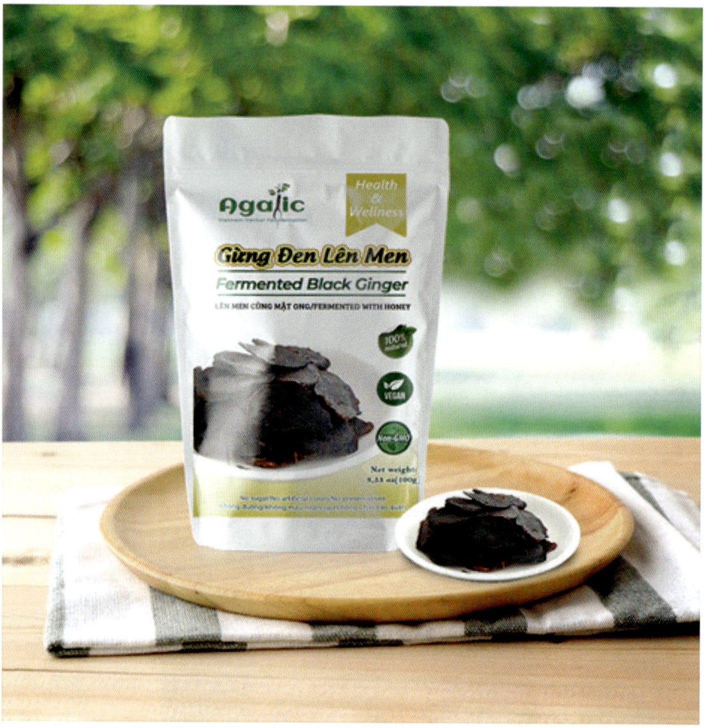

발효시킨 흑생강의 슬라이스 제품
(https://agalic.vn/product/fermented-black-ginger/)

흑생강의 슬라이스 제품 중에서 발효시킨 제품이 등장하고 있다. 이러한 제품도 역시 파우치에 포장되어서 거래되고 있는데, 그 거래되는 소매가격은 $5.47/100g으로 나타났다.[43] 그리고 파우치 제품으로 가공해서 소비자들에게 유통하고 있다.

---

43 $5.47 = ₩6,394.43

그리고 발효시킨 흑생강을 이용한 음료 제품도 거래되고 있는데, 맛의 향상을 위하여 꿀과 함께 혼합한 가공제품을 만들어서 유통하면서 소비품의 폭이 더 확장되고 있다. 물론 여기에서는 흑생강을 이용한 각종 제품을 모두 나열하지 못하는 한계점을 지니고 있다.

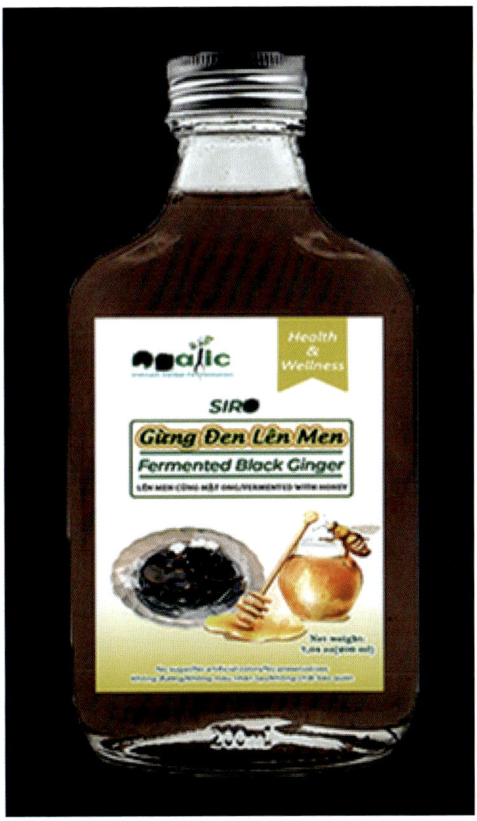

환경친화적 흑생강을 꿀로 발효시킨 음료 : 198,000 VND/400mL
(https://agalic.vn/product/siro-ecological-black-ginger-fermented-with-honey)

흑생강 재배

무릇 모든 농산물과 마찬가지로 흑생강도 적절한 토양이 있어야 자란다. 적절한 수분과 더불어 배수가 잘 이뤄지는 토양이 흑생강의 생육에 최적의 기초가 된다는 것이다. 따라서 수분이 과도하다거나 수렁과 같은 토양이 되면 흑생강은 재배되기 어렵다. 결국 흑생강 재배에 최적인 토양은 사토질(沙土質) 또는 유기물(有機物)이 포함된 토질이 혼합되어 있는 흙이라고 할 수 있다. 흙에 모래가 섞이고 물의 배수가 잘되는 유기 퇴비가 적당하게 혼합된 토양을 만드는 것이 가장 좋은 방법이다.

또한, 흑생강은 흙으로 덮어야 자라기 때문에 그 괴경(塊莖)을 보호하기 위하여 적당한 두께의 흙으로 보호해야 한다. 바람과 비 때문에 토양침식을 방지하기 때문에 흑생강이 성장하도록 흙으로 보호를 해야 한다. 좀 더 자세한 식생 방법을 설명하자면 다음과 같다.

- **이른 봄에 식생(植生)을 시작 :** 흑생강은 서리가 내리면 생존할 수 없는 열대지역 식물이다. 따라서 봄철의 마지막 서리가 내린 다음에 또는 우기를 시작하기 전에 심어야 한다. 만일 재배기간이 짧으면 실내에서 재배할 수도 있다.

- **흑생강 묘목의 선택 :** 흑생강의 종류는 다양하다. 가장 흔한 식용 품종 *Zingiber officinale*은 식품점에서 구입하면 된다. 식물원에서 활력이 넘치는 꽃을 지니고 있는 장식용 생강을 발견할 수 있다. 그러나 이러한 장식용 생강은 식용이다.
    - 통통하고 주름이 없는 근경(根莖) 특히 뿌리의 끝에 작은 점이 있는 생강 뿌리를 선택하는 것이 좋다. 뿌리의 눈이 푸르게 변하는 것이 이상적이지만 필수적인 것은 아니다.
    - 가능하면 유기농 흑생강을 구입하는 것이 좋다. 유기농으로 재배하지 않은 흑생강은 성장억제제를 처리했을지도 모른다. 일부 원예 재배자들은 따뜻한 물에 절

단된 근경을 하룻밤 동안 담가두었더니 억제제로 처리했던 근경에서 싹이 나도록 자극하게 되는 것을 발견했다.

- 이러한 설명은 식용 흑생강 품종*Zingiber officinale*에 해당한다. 대부분의 흑생강 품종은 비슷한 조건에서 성장한다. 그러나 최선의 결과는 원예 묘목의 재배지침을 따라야 한다.

■ **흑생강의 근경(根莖)**을 선택적이긴 하지만 작은 조각으로 잘라서 사용할 수 있다. 만일 흑생강의 재배자가 복수(複數)의 나무를 재배할 경우는 소독한 칼이나 가위로 흑생강을 절단해야 한다. 왜냐하면 다른 나무나 흙에서 병균이 감염된 칼이나 가위를 그대로 사용하면 흑생강 근경에 감염될 가능성이 있기 때문이다. 그때 절단된 근경의 싹에 붙어 있는 눈의 넓이가 최소 2.5 cm 이상이면 분리된 나무로 자랄 수 있다. 절단이 끝난 후에 절단된 조각들을 건조한 곳에 며칠간 두어서 그 상처가 아물도록 해야 한다. 그러면 그 상처의 표면에 보호 유합(癒合) 조직을 형성한다. 그렇게 되면 병의 전염을 감소시킬 수 있다.

- 절단된 흑생강 근경은 각각 20 cm 정도의 땅이 필요

하다. 그렇기 때문에 땅을 절감시키기를 원하면 긴 근경을 사용할 필요가 있다.

- 절단된 근경에 싹의 눈이 세 개 이상 달려 있으면 새순이 나기 쉽다.

■ **흙을 준비해야 한다.** 흑생강은 좋고 물 빠짐이 양호한 토양에서 잘 자란다. 정원 흙과 잘 부식된 동일한 양의 퇴비를 혼합하면 좋다. 만일 토양이 양호하지 못하거나 진흙이 많으면 비옥한 화분 토양을 구입하면 좋다.

- 흑생강을 좀 더 자세하세 살펴보면 물이끼나 코코닛 섬유질을 사용할 수 있다. 이러한 물질적 재료는 물 빠짐이 매우 좋고 어린 식물의 부패를 방지할 수 있다. 흑생강의 잎과 뿌리가 형성되면 흑생강을 옮겨심어야 할 필요성이 있다. 흑생강 21.1℃는 흑생강의 발아의 이상적인 온도이다. 그래서 토양을 적정한 온도를 유지하기 위하여 열 매트 또는 열 자원을 사용할 필요가 있다.

- 대부분의 정원수처럼 흑생강은 약한 산성 토양을 선호한다. 만일 흑생강을 심고자 하는 토양이 알칼리성을 지니고 있으면 정원 토양을 이용하여 수소이온 농도가 6.1~6.5 pH 수준으로 조절해야 한다.

- **흑생강을 심을 수 있는 위치를 선정해야 한다.** 흑생강은 부분적으로 그늘진 땅이거나 단지 아침 햇살이 비치며 큰 나무뿌리로부터 떨어진 땅을 선택해야 한다. 그 땅은 강한 바람과 비로부터 보호되어야 하되 수렁이 되면 안 된다. 만일 흑생강이 아직 발아되지 않았다면 토양 온도는 22~25℃ 정도의 따뜻한 토양이 되어야 한다.
  - 흑생강을 화분에다 재배하고자 하면 경우에는 화분의 깊이는 적어도 30cm 정도가 돼야 한다. 이 화분의 경우는 플라스틱 화분으로서 밑바닥에 배수 구멍이 충분하게 있어야 한다.[44]

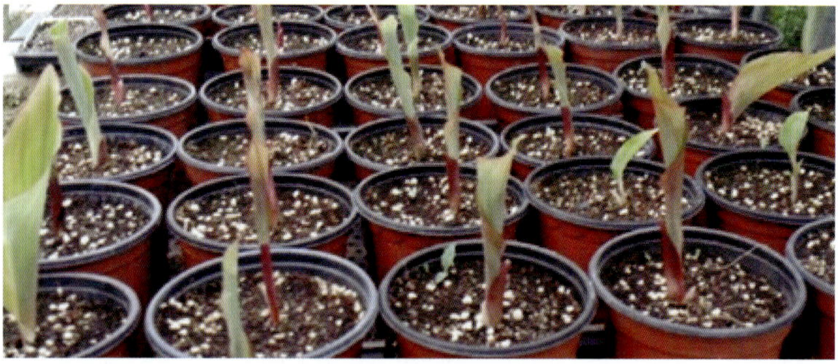

흑생강의 화분 재배

[44] 귀농사모 / 한국귀농인협회, 흑생강 재배 - Daum 카페.

- 흑생강은 열대지역에서 완전한 그늘에서 자랄 수 있지만 다른 위도에서는 너무 서늘할 수도 있다. 그러니까 하루 2~5시간 정도의 직접 광선이 쬐는 위치에서 흑생강을 심도록 해야 한다.

■ **흑생강을 심는 방법 :** 흑생강의 괴경(5~10cm)을 느슨한 흙으로 덮어야 한다. 이때 흑생강의 새싹이 위로 향하여야 한다. 한 줄에 심으려면 괴경을 20cm 정도 사이를 두도록 심어야 한다. 화분에 심으려면 화분의 직경이 35cm 정도로 큰 그릇에 하나의 괴경을 심으면 된다.

흑생강 재배 유의사항

● 토양에 습기 유지

식생 직후 약간의 물을 준다. 매일 토양을 체크해서 물이 완전히 마르기 전에 물을 준다. 물에 잠긴 토양은 흑생강을 신속하게 부패하게 만들기 때문에 물을 줄이거나 배수가 쉽게 하는 것이 좋다.

● 발아의 관찰

흑생강은 서서히 성장하는데, 특히 열대지역 이외의 경우에 더욱 그렇다. 잘 재배하면 새싹이 뿌리를 심은 후 수일 내에 나타나기 시작한다. 이런 경우에는 싹이 난 다음에 물을 계속 줘야 한다.

● 가능하면 매월 시비 실행

흑생강이 비옥한 토양 특히 퇴비를 혼합한 토양에 심어졌으면, 시비가 필요하지 않다. 그렇기 때문에, 우선 토양 테스트를 하고 그 결과에 따른 시비를 해야 한다. 만일 토양이 척박하거나 흑생강의 생산성을 향상을 위하여 원하면 매월 완전한 액비를 매월 추가로 뿌릴 필요가 있다.

● 필요하다면 야외 흑생강의 뿌리를 덮을 것

흑생강의 뿌리에 싹이 난 경우에는 짚으로 덮으면 뿌리를 따뜻하게 보호하게 되며 잡초를 억제하게 된다. 이러한 잡초의 성장은 천천히 자라나는 흑생강을 어렵게 만들게 된다. 흑생강의 성장기에 흑생강 토양의 온도가 10℃ 이하로 떨어지면 짚을 반드시 두껍게 덮어야 한다.

● 흑생강의 줄기가 죽으면 그 흙을 건조시킬 것

늦은 여름이나 초가을이 되면 온도가 내려가게 되어서 흑생강의 줄기가 누렇게 변한다. 이렇게 되면 급수를 줄이고 그 줄기가 죽고 나면 급수를 완전히 정지시켜야 한다.

식생 이후 첫째 해나 둘째 해에는 꽃이 피지 않고, 성장 시즌이 짧으면 꽃이 피지 않는다.

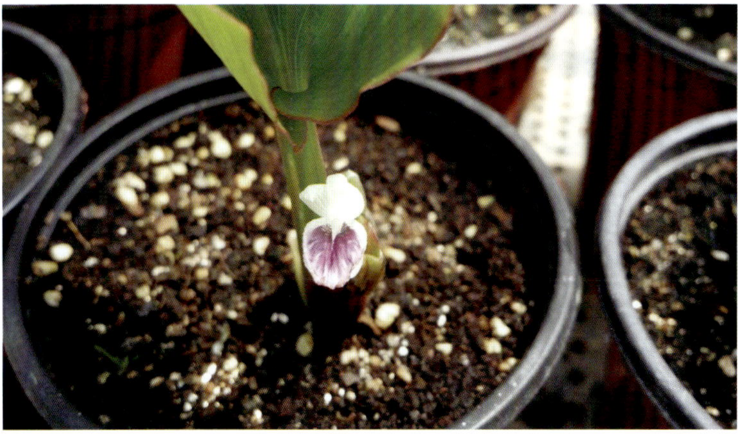

흑생강의 꽃

● 수확 이전에 흑생강이 완전히 성숙하도록 할 것

흑생강은 땅에서 충분히 숙성하도록 하면 그 흑생강 특유의 향이 점차 강하게 발전하게 된다. 줄기가 죽은 다음에 그리고 흑생강을 심어서 최소한 8개월 이후에는 흑생강 근경을 캔다. 그래서 흑생강을 요리하기 위하여 작은 조각으로 쪼개더라도 거기에 싹의 눈이 붙어 있는 한 흑생강이 죽지 않는다.

- 어린 흑생강은 식생 후 3~4개월이 되면 흔히 절임용으로 사용하기 위하여 수확한다.
- 병균으로부터 전염 방지를 위하여 위생 처리된 칼로 흑생강을 잘라야 한다.

● 추운 일기에 대비할 것

열대지방에 살지 않는 한, 흑생강을 겨울철에 실내로 옮겨야 한다. 그래서 따뜻하고 건조한 장소에 보관해야 한다. 만일 흑생강을 야외에 보관할 경우 온도가 10℃ 이하로 내려가는 즉시 두꺼운 멀칭mulching으로 덮어야 한다. 이 흑생강은 따뜻한 기후에서는 영년식물(永年植物)이고 서리에 거의 살아남을 수 없게 된다.

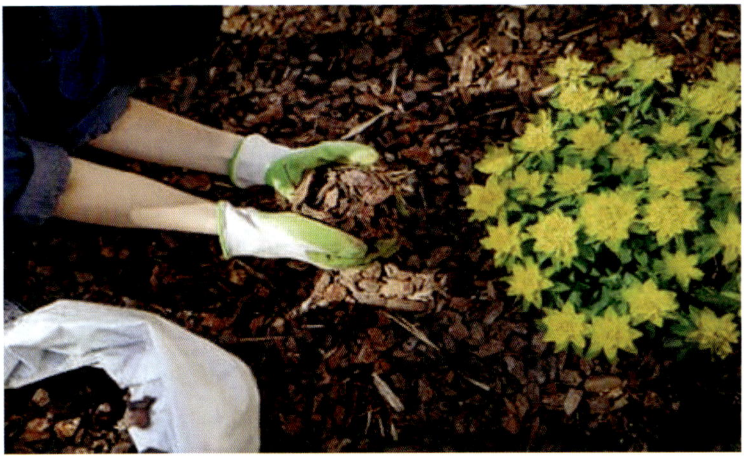

Mulching 방법

멀칭mulching 또는 바닥덮기는 작물의 잎이나 줄기, 짚, 기타 유기물이나 폴리에틸렌 필름 등을 지상에 덮어 우적 침식을 방지하고 토양 수분보존, 온도조절, 표면고결 억제, 잡초 방지, 유익한 박테리아의 번식촉진 등의 효과를 얻는 방법이다.

흑생강은 생강속(屬)의 뿌리이고 서리에 민감하며 물에 젖으면 썩을 수 있다. 열대식물이므로 온화한 기후에서는 하우스에서 재배하는 것이 가장 적합하며, 잎은 사진에 나오는 잎과 같으며 식물의 기저부 근처에 있는 난초 같은 꽃은 작고 흰색이며 짙고 붉은 색으로 줄무늬가 있다.[45] 뿌리

45 http://cafe.daum.net/8255554/SNI0/82?q=Galangal (유토피아 화목원)

줄기가 있는 2년생 식물 뿌리 축적은 일반적인 Krachai와 같이 길지 않은 꼬리가 특징이며 작은 뿌리는 자라서 머리로 변한다. 머리의 살은 진한 자주색일 수 있다. 또 사용된 토양에 따라 좋은 특성을 가진 것은 완전히 흑색이어야 한다.

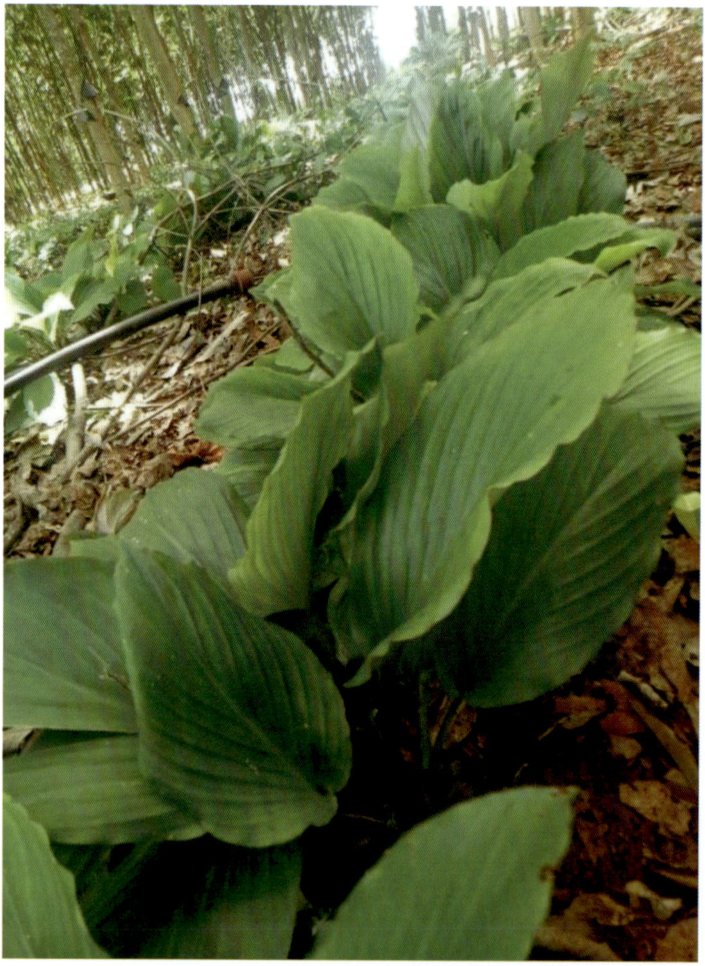

베트남 고무나무 밭에 재배된 흑생강

① **잎 :** 교대로 배열된 단일 잎이다. 그러나 어두운 녹색의 큰 잎들이 뿌리에서 솟아 올라 원추형으로 개화한다. 꽃은 하나의 자엽(子葉) 꽃으로 흰 꽃의 가장자리는 보라색이며 꽃 분말은 노란색이다.

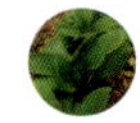

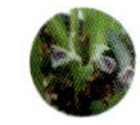

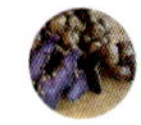

② **번식 :** 괴경을 잘라서 나누는 방법을 사용한다. 이때 번식 시즌은 일년 내내라고 할 수 있지만 양질의 괴경을 만들고 싶다면 추운 날씨의 4월에서 5월 사이의 계절과 12월에서 1월경에 수확하는 계절에 따라 종(種)을 선별해야 한다. 노지 토양 재배를 위해서는 토양의 온도가 적어도 25℃ 이상일 때가 좋다.

③ **개화 시기 :** 중간 여름부터 늦은 여름까지이며 여름에 작은 흰 난초와 같은 꽃이 핀다.

④ **재배 시기 :** 이른 봄부터 늦은 봄까지이며 열대 식물이며 결국 기후가 열대성 기후인 경우에 야외에서 성공적으로 재배할 수 있음을 알 수 있다. 다른 기후 경우에는 식물을 하우스에서 재배해야 한다. 토양이나 퇴비는 자유롭게 배수되어야 한다. 그렇지 않으면 뿌리가 썩는다. 이 식물은 재배 조건이 까다로운 편이다.

⑤ **파종 :** 심는 계절은 3월에서 5월 사이에 적당하다. 하나의 Krachai Dum은 많은 뿌리를 가진다. 뿌리 줄기가 작

으면 2~3개, 크면 줄기 하나만으로 충분하다. 자라면서 싹이 나고 새로운 크라차이 댐은 계속해서 머리와 꽃봉오리를 확장한다. 줄기 관리에 따라 처음 자라는 데 사용된 뿌리 줄기는 시들고 말라 버린다. Krachai Dum의 뿌리 줄기의 상처 자국은 빈랑, 또는 항진균제 용액에 담근 다음 축축하거나 건조할 때까지 그늘에서 말린 후 심는다. 이 용액은 일반 농약 매장에서 구할 수 있다. 100 바트(Baht) 미만의 작은 병도 사용 가능하다.

⑥ **밭에 심기 :** 토양을 삽질하여 5~7일 동안 태양에 노출시켜 토양상태를 조정한다. 약 1.5m 폭의 홈을 올리고 깊이 약 10~15 cm의 구덩이를 파고 적당한 분뇨를 밑거름으로 추가한다. 구덩이와 고랑 사이의 거리는 약 30×30 cm 수준이다. 구덩이 당 2×3개의 뿌리 줄기를 추가하고 물을 뿌려 구덩이를 덮는다.

⑦ **밭에 심기 (대량의 경우) :** 토양은 2회 정도 쟁기질해야 한다. 첫째, 토양 소화를 위하여 쟁기질을 해서 심을 수 있는 고랑을 올린다. 간격은 약 25~30 cm이고 심기 전에 석회를 첨가하여 토양을 200~400 kg/rai[46]의 속도로 개선하고 15일 동안 둔 후 약 5~10 cm 깊이의 홈을 판다.

---

46 1Rai : 1,600 SQM = 약 485평 정도의 면적; SQM=Square Meter

이 때 1.0 rai의 면적에는 약 160~200 kg 정도의 뿌리 줄기를 사용한다. 식재 후 Krachai Dum이 1개월이 되었을 때 제초하고 1,000 kg/rai의 비율로 분뇨 또는 퇴비를 첨가한다. 새로 돋아난 새싹이 검게 될 수 있기 때문에 화학 비료를 사용하지 않는 것이 좋다. Krachai Dum이 2개월이 되었을 때, 발아하지 않는 곳에 첨가해야 한다.

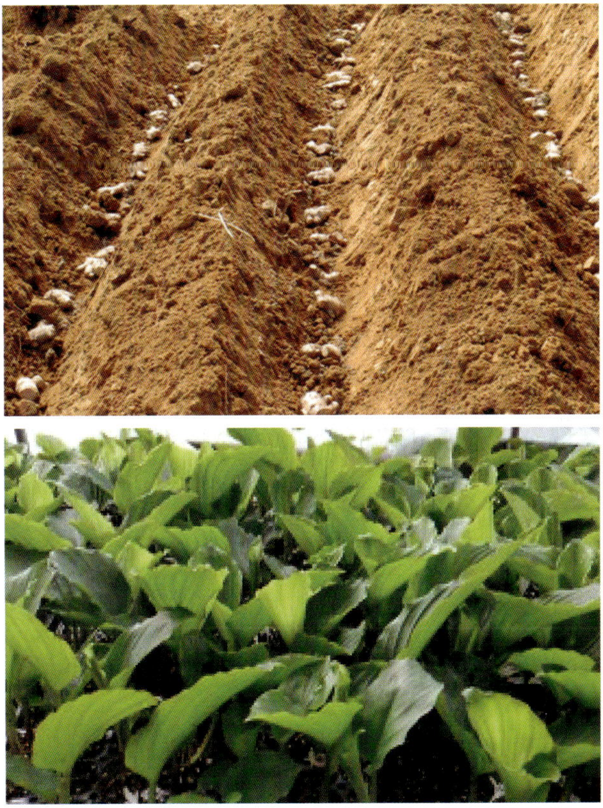

흑생강 괴경을 절단해서 심는 모습(上)과 모종으로 키우는 모습(下)
(https://blog.naver.com/happybirdsong/220717232500)

⑧ **수확 :** Kaempferia parviflora가 10~12개월이 되면 잎과 줄기가 시들어 가기 시작하면 충분히 자란 것으로 수확하기 좋은 시기이다. 좀 더 자세하게 설명하자면 12월에 잎이 시들고 나서 10~20일 사이에 수확을 하게 된다. 수확한 흑생강 뿌리는 햇볕에서 3~7일 정도 건조시켜야 상품성이 있게 된다.

⑨ **건조 생산 과정 :** Kaempferia parviflora의 신선한 뿌리를 얇게 썰어서 서늘하고 건조한 곳에 보관 후 햇빛에 4일 동안 말린다. 이 방법은 장기적인 보관에 도움이 된다.

⑩ **흑생강의 괴경 심기 :** 태국과 라오스가 그 원산지인 흑생강의 생산방법은 결국 흑생강의 괴경(塊莖)을 생산하는 것과 관련이 있다.[47] 폴리페놀을 함유하고 있는 흑생강은 셀레늄과 아미노산이 풍부하여 식물성 의약품처럼 혈류순환을 향상시키고 육체적 힘의 회복과 같은 효과를 지닌다.

흑생강을 고랑에 심을 때는 고랑의 깊이가 15~20 cm 정도가 적당하다. 땅에 심을 때 흑생강의 뿌리를 짤라서 직접 흙에다 심으면 발아율이 70~80 % 정도인데, 이 때 발아하

47 How to grow black ginger (https://patents.google.com/patent/JP5501335B2/en)

는 데 긴 시간이 걸린다. 흑생강은 재배조건에 적응하기 어렵다고 한다. 왜냐하면 이 흑생강의 심는 시기가 변경되면 괴경은 부패하기 쉽고 매우 성장하기 어렵다. 그리고 새순 뿌리는 자라지 않는다.

그 뿐만 아니라, 괴경뿌리가 발아된 싹을 제거하면서 분할되면 많은 뿌리가 생성된다. 그러나 괴경뿌리의 성장 속도는 느려지고 산출고는 원뿌리 산출고의 2/3 수준 밖에 되지 않는다. 또 한 편으로는 농산물과 꽃의 새순을 생산하기 위한 조직배양은 벼나 백합, 난초, 가지과, 콩과 같은 인위적인 식물의 재배법이다. 흑생강 모체에서 떼어낸 줄기들 식생하기 전에는 반드시 부패를 방지할 수 있는 조건 하에 보존해야 한다. 그리고 흑생강의 재배방법은 온도를 20~25 ℃ 수준에 조정해야 하는 특징을 지닌다.

만일 재배환경의 온도 범위가 20~25 ℃ 이하이면 그것은 바람직하지 않다. 왜냐하면 괴경의 성장 결함이 발생할 수 있으며 또 온도가 그 이상을 초과하여도 그 성장 결함이 발생할 수 있기 때문이다. 동시에 흑생강의 성장이 부진하면 줄기에서 나온 잎들의 성장이 멈추게 되고 잎의 덮개에 물이 축적되어서 잎과 줄기가 부분적으로 부패하게 되며 거기에서 미생물이 번식하게 된다. 이로 인하여 화학물질의 사용이 증가하여 타감(他感) 작용[48]을 유발하게 된다. 그러한 경향에서 흑생강의 재배에서 선호되는 온도의 범위는 20~24 ℃ 내지 21~24 ℃ 또는 더 선호되는 온도의 범위는 21~23 ℃ 정도가 바람직하다.

흑생강은 이미 세계적으로 최고의 건강식품이라고 널리 인식되고 있다. 이 흑생강은 전통적으로 태국에서 음식과 민간의약(民間醫藥)으로 천 년 이상 이용되어 왔다고 한다. 흑생강은 와인색 또는 흑보라색을 하고 있는데 이것은 안토시아닌anthocyanin이라는 물질이 풍부하게 포함되어 있기 때문이다. 그리고 흑생강은 앞서 언급한 바와 같이 폴리페놀, 아르기닌, 아연, 미네랄과 필수 아미노산 등을 많이 포함하고 있다.

이처럼 중요한 흑생강은 흔히 빻아서 와인을 제조하는데 사용된다. 태국에서는 흑생강이 와인으로 점차 많이 사용되고 있으며 강장제 및 최음제로 이용되고 있다고 한다. 흑생강 추출물과 식물화학 물질의 생물학적 작용은 항산화 작용을 포함한다. 그리고 최근의 연구 결과물들에 의해서 증명된 바와 같이 시중병원 임상 연구들은 신체적 기능의 향상에 적용된 것으로 증명되었다.

---

48 여기에서 말하는 타감작용이라는 것은 한 식물의 잎이나 뿌리에서 방출되는 화학 물질의 작용으로 다른 식물의 성장을 촉진하거나 억제하는 현상을 말한다.

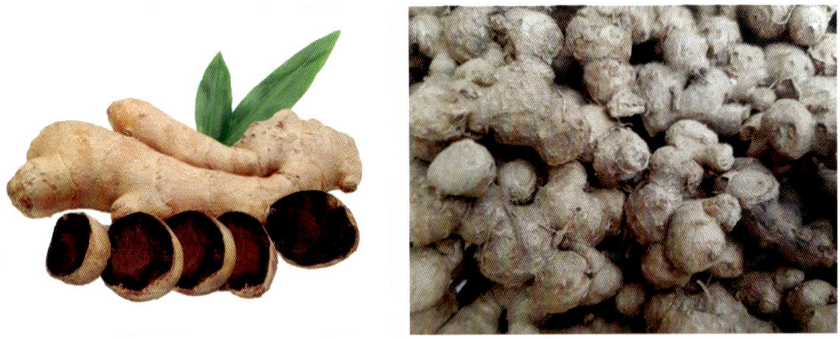

수확된 흑생강의 뿌리
(http://www.newsworks.co.kr; http://bbp.aseanbiodiversity.org/index.php/en/products/28-medicinal-plant-zingiberaceae-in-phnom-kulen)

흑생강은 세계 곳곳에서 생산되고 있지만 대개 아시아 열대지역에서 많이 생산되고 있다고 이구동성으로 설명되고 있으며 전통적으로 흔한 에너지 증진제이자 강장제로 설명하고 있다. 동남아시아 지역에서는 특히 태국에서는 건강혜택을 얻기 위해서 사람들이 흑생강을 차(茶)로 만들어서 소비하고 있다. 흑생강은 또한 에너지를 증진시키기 위한 전통적 의료약으로 사용되고 있으며 위장의 통증을 제거하기 위해서 사용되고 있다.

그러나 안타깝게도 흑생강에 대한 세계적인 자료는 UN 식량농업기구FAO : Food and Agriculture Organization에서 일목요연하게 국가별로 정리하고 있지 않은 실정이다. 다만 태국 통계청의 자료(2005)에 의하면 보건복지부의 활발한 홍보, 마케팅으로 태국의 흑생강은 중국, 인도의 제약회사로

80% 이상 수출되고 있다고 언급되어 있다.[49]

참고로, 흑생강 대신에 일반 생강의 주요국 년간 생산량을 살펴보면, 아래의 표에 요약된 대로 중국이 39만 6,600톤으로 가장 많고 이어서 인도, 네팔, 태국, 나이지리아, 인도네시아 등의 순이고 한국에서도 25,000톤 정도를 생산하고 있는 것으로 나타났다.[50]

주요 국가의 생강 생산현황 : 재배면적, 생산량, 생산성

국가	면적 (1,000 ha)	생산량 (1,000 ton)	산출고 (ton/ha)
중국	36.10	396.60	10.99
인도	107.54	385.33	3.58
네팔	18.04	210.79	11.68
태국	10.25	172.68	16.85
나이지리아	52.33	162.22	3.10
인도네시아	60.47	109.02	1.80
방글라데시	9.07	74.84	8.26
필리핀	3.97	27.10	6.83
한국	2.09	24.97	11.98
스리랑카	2.07	12.05	5.82
기타	8.51	107.39	12.62
계	310.43	1,683.00	5.42

http://apeda.in/agriexchange/Market%20Profile/one/GINGER.aspx(FAO, 2019)

49 흑생강 제품 흑생장고 캡슐 진액 타이-한국 흑생강 개발공사

50 http://apeda.in/agriexchange/Market%20Profile/one/GINGER.aspx

흑생강 생산 현지 방문
(By Coauthor Thai Hoang Minh, Aug 2019)

공저자인 Thai Hoang Minh씨가 베트남 중북부 지역에서 흑생강을 재배하고 있는 농민 Doan Thanh Giáp씨를 찾아서 현지 방문과 면담을 했는데 그 간략한 내용은 아래에서 요약하고자 한다.

Doan Giap씨는 1981년 10월 8일에 베트남에서 출생한 농민이다.[51] 그는 베트남의 Gia Lai 성(省)에서 6 에이커[52] 정도의 농지에다 흑생강을 재배하고 있다. 그는 그의 농장에서 흑생강을 심기 위해서 5명 정도의 계절적 근로자들을 고용하고 있다고 한다. 여기에서 재배되는 흑생강의 주요 품종은 Laos에서 수입한 품종들이다. 약 2.4 ha 정도의 면적

---

51 Address : H'Bông Cummune, Chư Sê District Gia Lai Province.

52 1 acre ≒ 약 4,046.8m^2 ≒ 1,224평 ≒ 0.4047ha ☞ 6 acre ≒ 2.428ha

에다 재배하는데 산출고는 400 kg/ha 정도라고 파악되었다. 그리고 그늘에서 잘 자라는 특성을 살리기 위하여 고무나무 사이에다 흑생강을 재배하고 있었다. 이 외에도 그는 자기 집 정원에서도 흑생강의 시험재배를 하고 있다고 한다.

그렇기 때문에 베트남에는 흑생강의 가공산업이 발달되어 있지 않다. Giap씨 외에 두 농가가 Gia Lai 현지에서 흑생강을 재배하고 있다. 너무 적은 수의 재배자들이 이 분야에서 생산하고 있기 때문에 현재로서는 흑생강 협동조합이 존재하지 않는다.

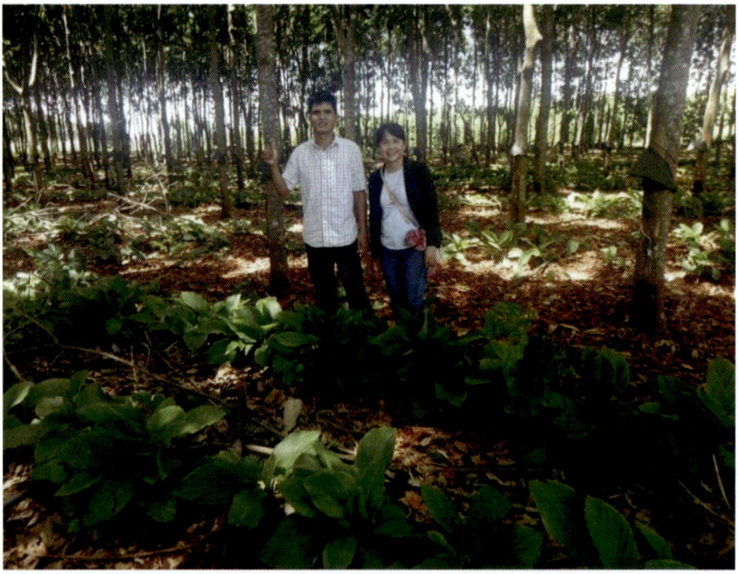

Doan Thanh Giáp씨(좌)와 Hoang Thai Minh씨(우)

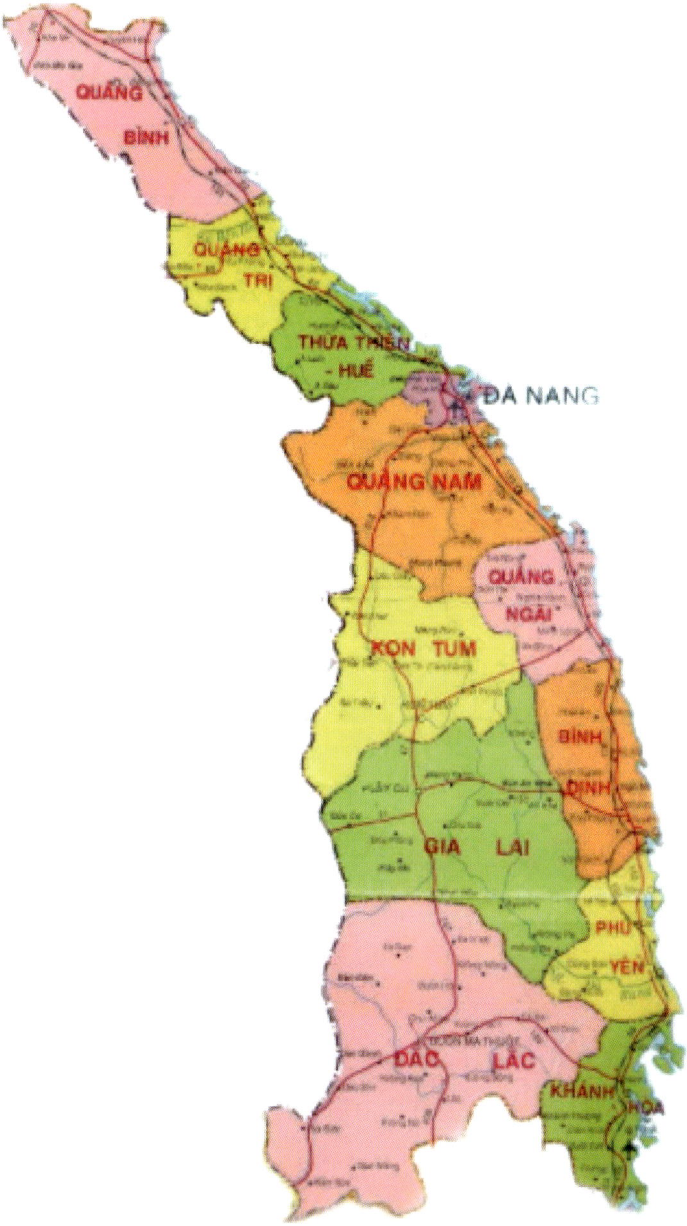

Vietnam의 Gia Lai성(省) 지도

우리나라의 홍삼처럼 동남아 태국, 라오스, 미얀마 등지에서는 흑생강과 자색 생강을 귀하게 여긴다고 한다. 흑생강은 태국에서는 끄라차이담Krachaidam, 라오스에서는 킹담King Dam, 갈랑가Galanga, 자색 생강 등 다양한 이름으로 불리고 있다. 학명은 Kaempferla parvifora이고 우리나라의 인삼과 많이 비교를 하는데, 인삼에 많이 들어있는 사포닌 성분이 흑생강에 훨씬 더 많이 함유되어 있기 때문이라고 한다. 인삼을 먹으면 쌉쌀한 정도이지 쓰다고 느끼지를 않지만 흑생강은 맛이 매우 쓰다.

흑생강 재배 방법

태국, 라오스, 미얀마가 주 원산지인 흑생강은 사포닌이 인삼보다 많은 것이 많은 거름을 요구하는 다비성 작물인 만큼 비료나 거름을 많이 필요로 한다. 그러나 연작을 하지 않는다. 생육기간도 길고 발아율도 낮아 밭에 심기 전 싹을 먼저 틔워야 한다. 노지에서는 약 45~50일 이상이 걸리므로 하우스나 실내온도 25~30℃ 내에서 미리 싹을 틔워야 한다.

종자소독 및 정식 전 싹 띄우기

눈이 1~2개 달리게 절단한 후 통풍이 잘 되는 곳에서 하루 정도 아물게 한 뒤 베노람 수화제 1,000 배액에 12시간 침지 후 물기를 음지에서 말린다. 상토에 물을 충분히 뿌린 후 생강을 얹는다. 생강에 흙을 많이 덮지 않도록 한다.

실내온도가 25~30 ℃ 정도 되도록 하며 생강이 마르지 않도록 물을 충분히 주면 15일쯤 눈이 트이게 된다. 토양살충과 골이랑은 뿌리발달이 약하므로 물 빠짐이 좋아야 하며 로타리치면서 토양제를 뿌리도록 한다. 이랑넓이 60~70 cm 간격으로 넓이 120 cm 두둑을 만들고 30 cm 간격으로 4줄을 심는다. 눈이 위로 가도록 하고 2~3 cm 복토 후 볏짚으로 피복한다. 비료 등 생육기간이 길어서 완효성비료를 6월 하순과 9월 상순 2회 추비한다. 경험자의 말에 의하면 잘 숙성된 우분(牛糞 : 소똥)이 거름효과가 확실히 좋다고 한다. 파종 적기는 냉해를 방지하기 위하여 4월 중순 이후가 적합하기 때문에 지방에 따라 5월 초에 심을 수도 있다.

분포와 기후조건

- 흑생강은 기온이 높고 일교차가 큰 지역인 태국, 라오스, 미얀마의 원시림 지역에서 자생하고 있으며, 최적의 생육조건을 가진 태국 북부의 러이Loei주, 펫차분Phetchabun주, 핏사눌룩Phitsanulok주에서 최상의 흑생강이 재배되고 있다.

- 흑생강은 어려운 야생환경에서 자라온 식물이기 때문에 토지로 부터의 영양의 흡수율과 보유율이 매우 높다. 또한 성장 시기에 그 토지의 영양분을 대량으로 흡수하기 때문에 그 토지에 다시 재배하기 위해서는 상당한 시간과 노력이 소요된다.

흑생강 재배방법

- **모종심기 :** 기온이 잘 올라가는 양지바른 곳이면서 수분유지가 잘되는 곳이 적합하며, 물주기 좋은 곳을 선정하는 것이 좋다. 온도는 적어도 15 ℃ 이상인 곳이 모종의 성장과 재배에 적합하다. 밭 흙은 기름진 곳이 좋으며,

아주심기 2~3주 전에 1 m^2당 4 kg 정도의 퇴비와 깻묵 4컵 (800g) 정도를 넣고 일구어 준다.

- 두둑은 5 cm 정도로 낮게 만들고 물 빠짐을 위해 고랑을 내주는 것이 필요하다.

- 심는 간격은 30 cm 정도가 적당하며, 복토는 3 cm 정도가 적당하다.

- 저온에 약하므로 이를 고려해 파종 시기를 정해야 한다.

- **웃거름 주기 및 관리 :** 웃거름은 포기사이를 호미로 조금 파내고 퇴비를 한 두 주먹 넣고 흙을 가볍게 덮어준다. 짚이나 풀 등으로 두텁게 피복을 한 경우, 피복물을 옆으로 벌여 퇴비를 넣고 다시 덮는다. 이때 자라는 생강 뿌리가 다치지 않게 주의해서 포기 주변의 흙을 파내야 한다.

- 수분 유지를 위해 짚이나 낙엽 등을 덮어두면 풀도 덜 나고 관리가 쉬워진다. 짚으로 피복을 하려면 새싹이 돋는 시기에 하는 것이 좋다. 그리고 수시로 돋아나는 풀을 정리해 생강이 풀에 덮이지 않게 해주어야 한다. 피복을 짚으로 조금 두텁게 해주면 풀도 덜나고 수분 유지

에 도움이 된다.

- 파종은 2월경에 하고, 수확은 11월초에 한다.

수확 방법과 시기

우리나라에서는 기후 관계로 당년도 생산은 좀 어려움이 있다. 봄에 심은 생강은 가을이 되면서 잎이 말라 떨어지게 된다. 이때 추위가 오기 전(서리 오기 전) 짚이나 왕겨 등으로 두둑하게 씌우고 검정 비닐로 멀칭하여야 한다. 그런 후 철사 등으로 터널을 만든 뒤 다시 비닐로 보온을 하고 냉해를 입지 않도록 둑에 흙을 북돋아 주어야 한다. 내년 봄이면 싹이 난다. 그래야 구근 생산이 된다.

- 종자 가격 ₩350,000/10 kg
- 핑거루트 종자 ₩350,000/10 kg

- 흑생강은 태국 북부지방과 라오스 일부 지역에 자생하는 생강과(生薑科)의 작물이라는 것은 이미 설명한 바와 같다. 약효는 관절 기력 회복과 고혈압, 당뇨 등 성인병

에 좋다고 알려져 있다. 사포닌 성분이 인삼의 5배 들어있는 식품으로 태국은 2월경에 재배를 시작하여 9월부터 수확한다. 생육기간이 7개월은 되어야 한다는 이야기이다. 지역마다 기온의 차이로 재배 또는 수확 기간이 상이할 수 있다. 한국의 특성상 1년 재배는 하우스 아니면 불가능하다.

- 심기 전에 개미가 달라붙지 않는 농약에 잠시 헹궈서 심고 밭에서는 간격이 40 cm 정도를 유지해 줘야 한다. 생물을 손가락 한 마디 정도로 잘라서 손마디 정도 깊이로 심으면 된다.

- 하우스 재배를 권장한다.

- 가을에 심어서(포트 온실재배) 익년 봄에 밭으로 옮기면 1년 내 수확이 가능하다.

- 봄에 심어서 서리가 오기 전에 비닐로 덮어주고, 겨울이 지난 후 다음 해 가을에 수확하는 방법이 있다.

- **흑생강 모종 :** 흑생강 모종 일부는 심고 일부는 화분에서 재배한다.

- 파종부터 약 10개월 정도 재배한다. 흑생강의 번식은 일반적으로 종근에 싹을 틔우는 것으로 출발하는데, 일반 생강과 재배 방법이 거의 비슷하다. 현지에서는 노지와 하우스에서 모두 재배가 가능하다.

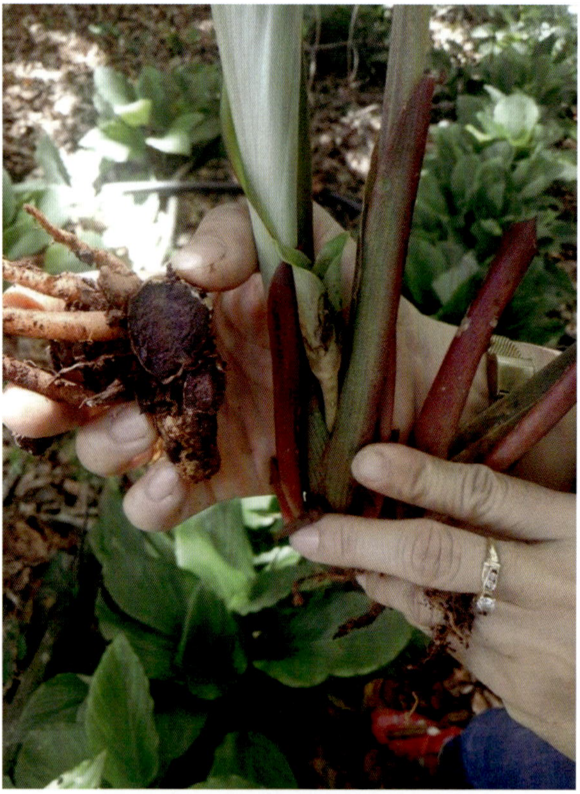

흑생강의 뿌리부분

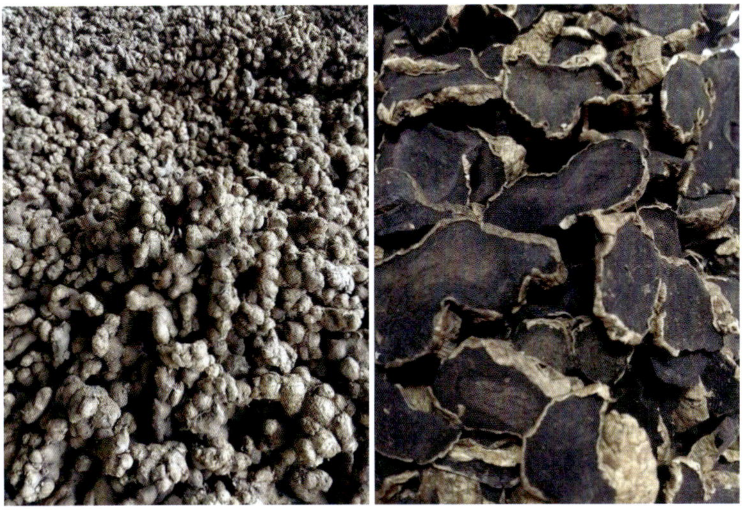

수확 후 건조시킨 흑생강 뿌리와 썰어서 건조시킨 흑생강

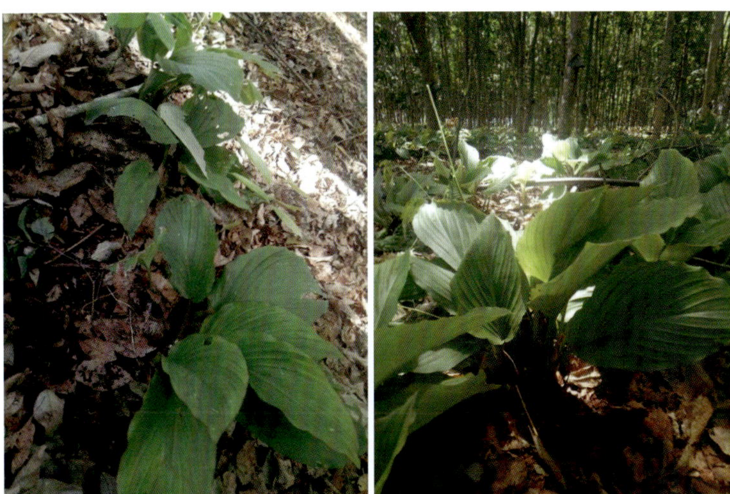

밭에서 자라는 흑생강

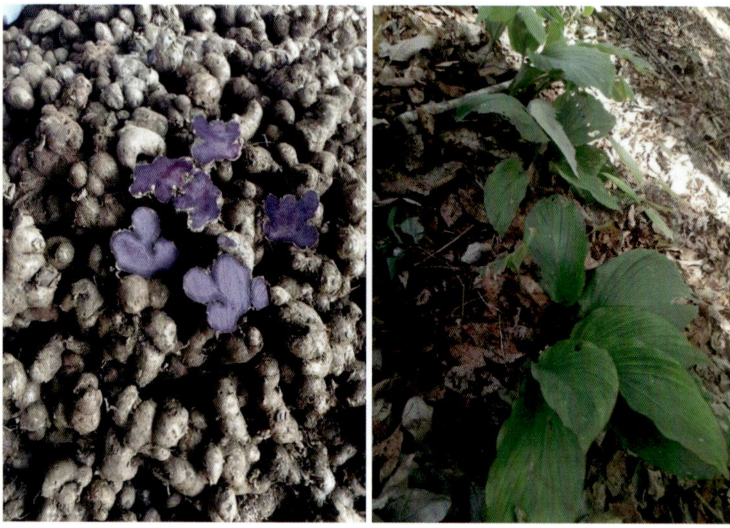

수확된 흑생강과 숲의 그늘에서 자라는 흑생강

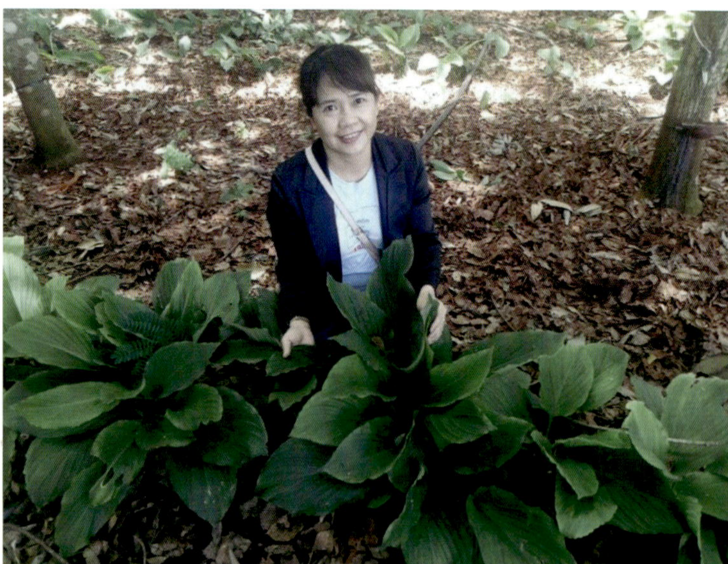

Thai Hoang Minh씨가 현지에서 살펴보는 흑생강

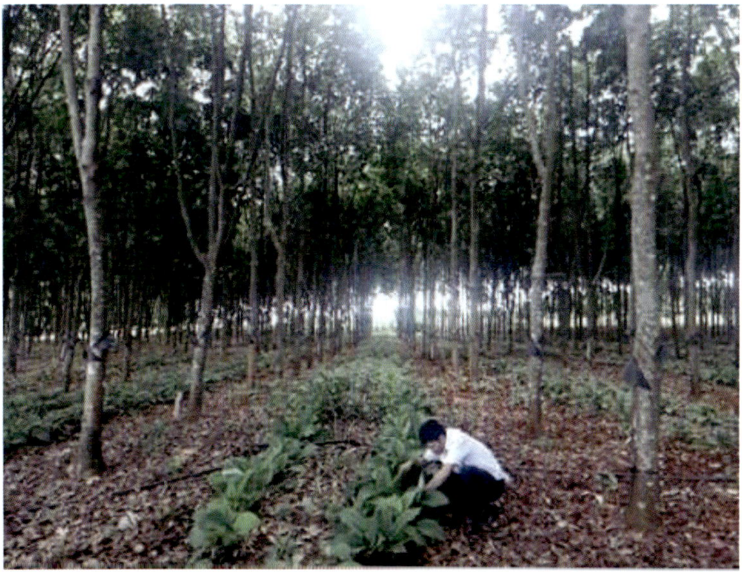

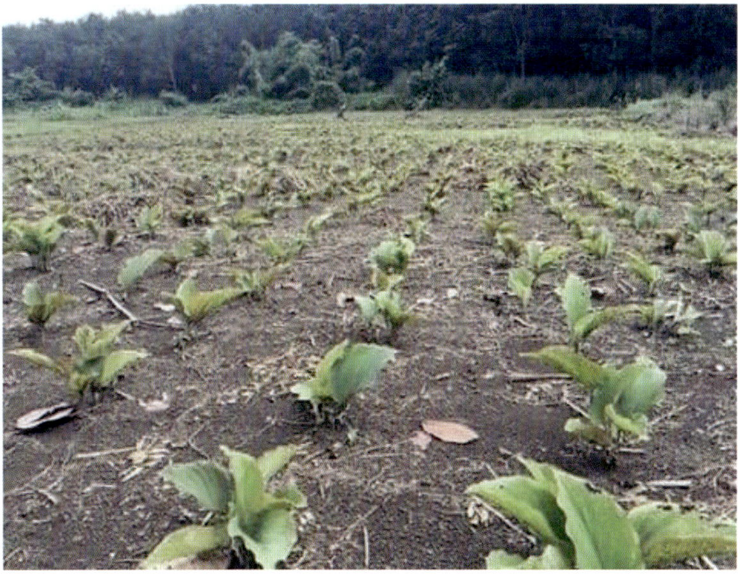

Giap씨가 고무나무 밭에 간작으로 심은 흑생강

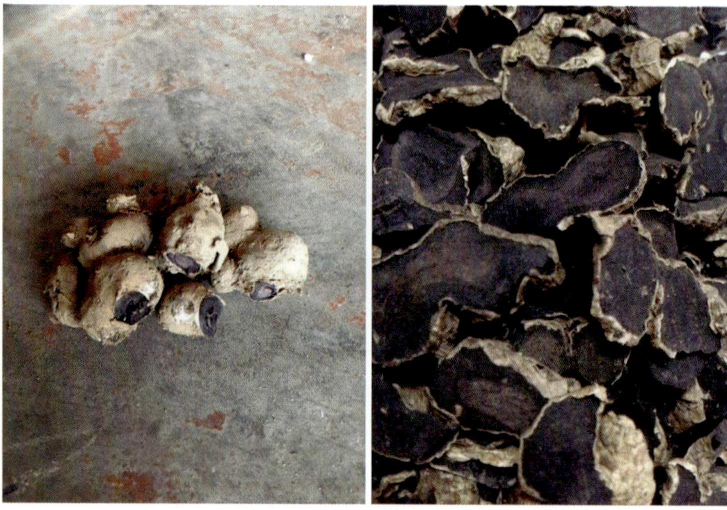

노지에서 생산된 뿌리와 썰어서 건조시킨 흑생강

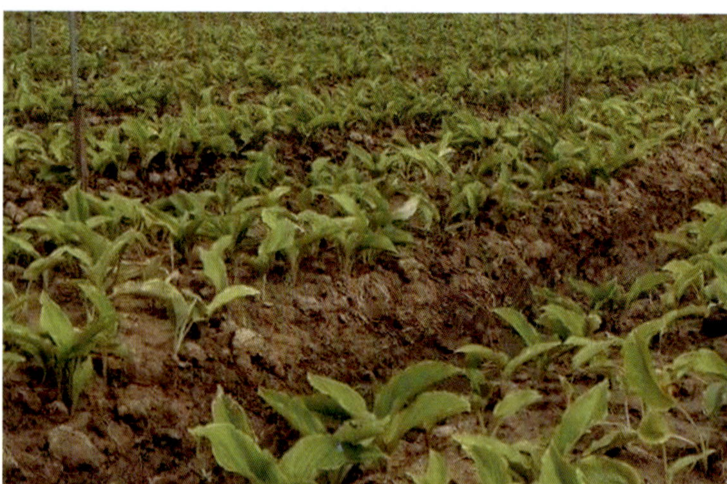

그늘과 평지에서 재배되는 흑생강

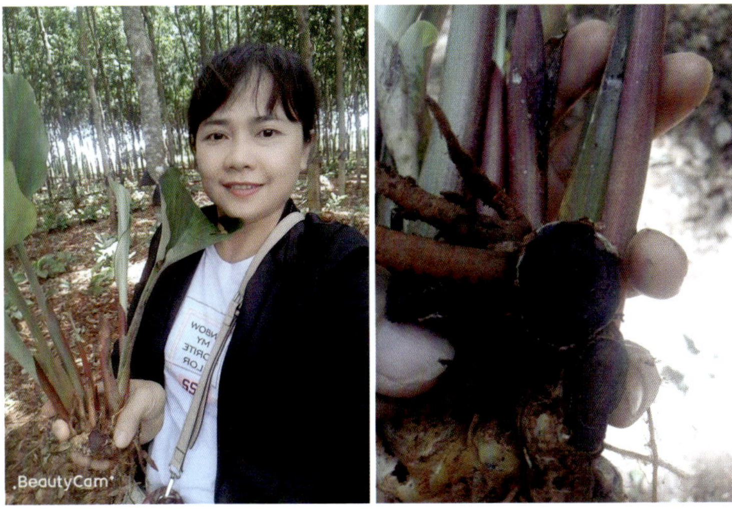

흑생강의 뿌리

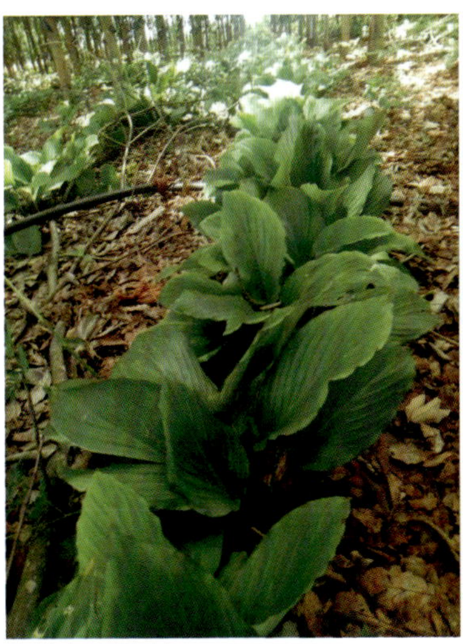

나무 그늘과 노지에 재배되고 있는 흑생강

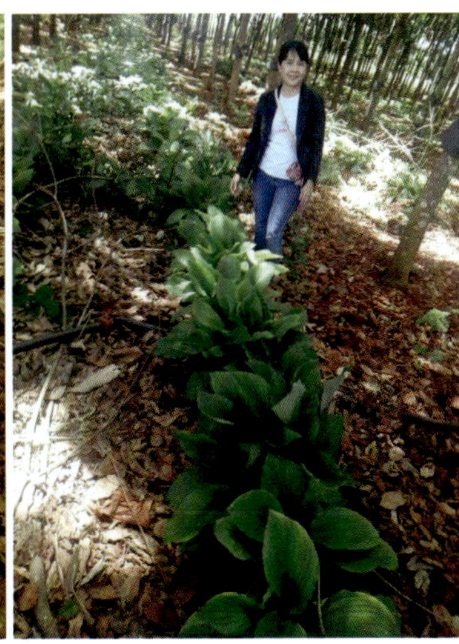

흑생강 재배지를 찾은 공저자 Thai Hoang Minh씨

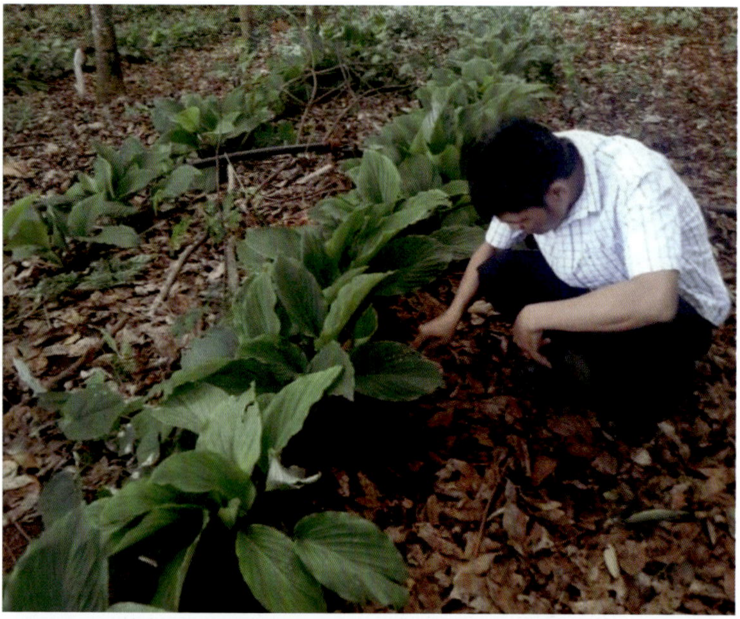

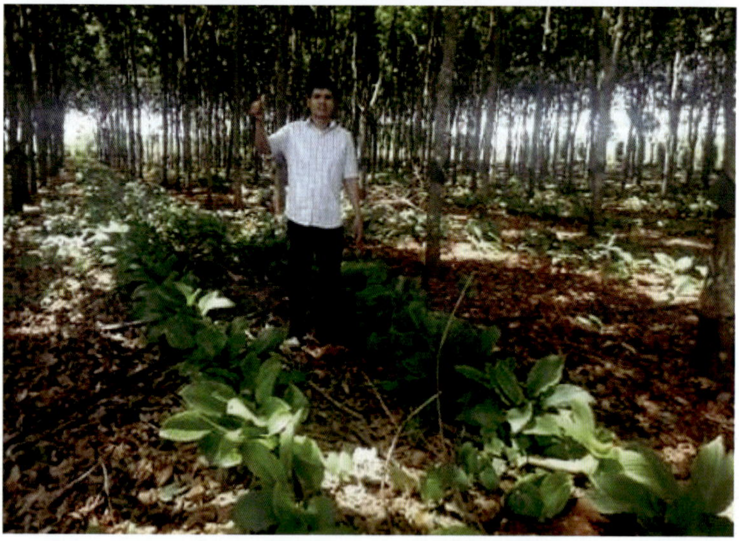

흑생강 재배자 Doan Thanh Giap씨

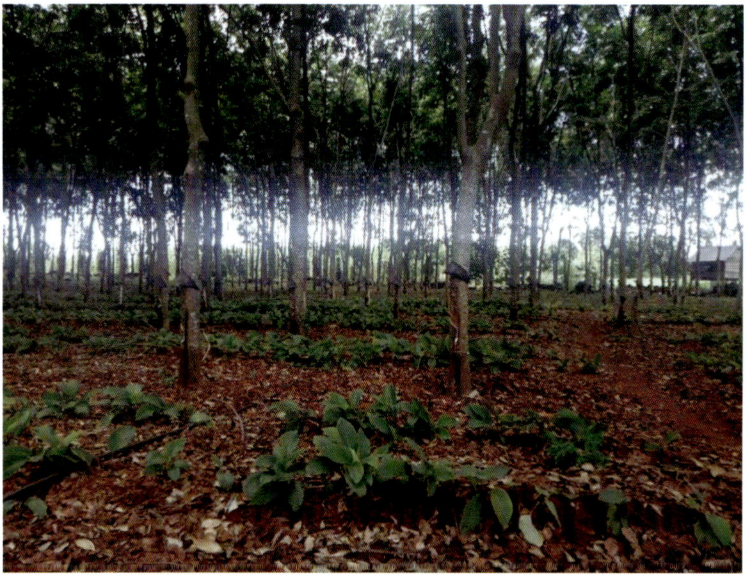

현지 고무나무 숲에서 간작으로 재배되고 있는 흑생강

흑생강 복용법

지금까지 흑생강이 인체의 건강에 유익하다는 설명을 해왔다. 그러나 궁극적으로 흑생강을 먹지 않으면 아무런 효과가 없다는 점이다. 흑생강을 식용으로 이용하기 위해서는 먼저 가공해야 한다. 여기에서는 그 가공제품들을 소개하고자 한다.

흑생강 조각(Black Ginger Dried Clips)의 혜택

흑생강 조각의 혜택을 요약하자면 다음과 같이 설명할 수 있을 것이다.

- 최음적 활동 : 성욕 증진 (동기와 성과)
- 정액의 밀도 증가
- 항균성, 약 항산균성
- 뛰어난 항산화제, 항염증
- 항알레르기 활동
- 항콜린에스테라아제 활동 (Alzheimer 질병 예방 및 치료)
- 항위궤양 효과, 항비만효과
- 항불안 및 항우울 효과

등이다.

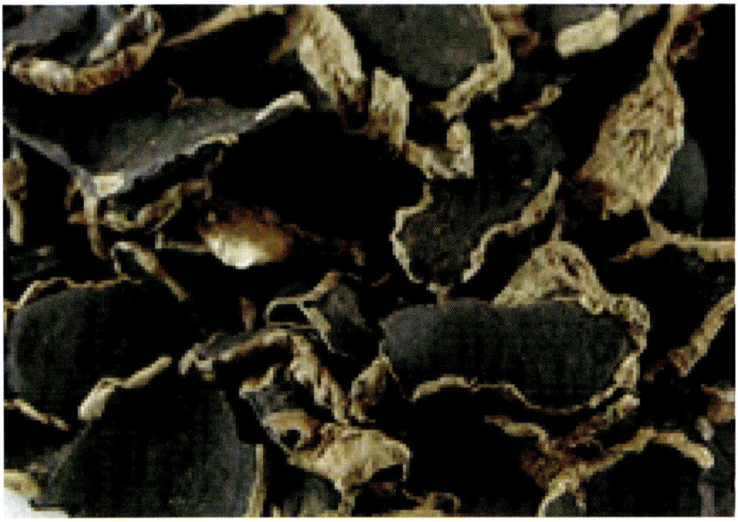

흑생강 분말 (Black Ginger Powder)

흑생강은 태국에서 1,000년 이상 전통적으로 음식으로 사용되기도 했고, 민속 의약으로 사용되어 왔다. 건조시킨 흑생강의 괴경은 흔히 분말로 분쇄되어서 차tea 봉지에 담아서 이용했고 신선한 뿌리는 술을 담그는 데 이용하였다. 태국에서는 강장제와 최음제로 와인 조제품을 점차 많이 이용하고 있다. 흑생강을 음식물의 보충재로서 의료 약술 또는 꿀을 섞은 술, 꿀을 가미한 근경(根莖) 분말로 만든 알약, 캡슐, 태블릿 등과 같이 다양한 보조재를 만드는 재료로 사용되어왔다.

그러한 적용의 실례를 몇 가지 소개하자면 다음과 같다.

● 성적(性的) 만족감 향상 및 남성 발기부전 개선

새로운 시험연구 결과가 「통합의학저널」(The Journal of Integrative Medicine)에 발표되었는데, 흑생강이 성적인 만족과 성과의 향상에 도움이 될 수 있다고 설명하고 있다. 이러한 성적 건강은 전체적인 행복에 중요한 것으로 알려져 있다.

비아그라와 같이 남성의 성(性) 건강을 향상시키는 일부 약품들이 있지만 그러한 약품들의 다수는 인체에 해로운 부작용을 수반한다. 그러나 흑생강의 추출물은 그와 같은 부작용이 없다는 것이다.

동시에 흑생강이 발기부전 증상의 개선을 돕는 것으로 밝혀졌다. 지난 2012년 태국에서 실시된 연구결과에 의하면 흑생강의 근경(根莖) 추출물이 노인들의 발기반응을 향상시켰다. 따라서 이것을 깊이 생각하고 연구자들은 남성의 성적 건강을 목표로 하는 보다 많은 일반 약품의 대안으로서 흑생강이 안전하고 효능이 있는 비처방 대체재를 공급할 수 있을 것으로 평가하고 있다.

● 흑생강 추출물이 염증감소

흑생강 추출물은 염증을 감소시키는 것으로 알려져 있다. 아티초크artichoke와 카밀레camomile(또는 카모마일)에 함유되어 있는 루테올린Luteolin이라고 불리우는 천연적 분자는 비만세포라고 하는 면역세포를 막을 수 있다. 다시 말해 메톡시루테올린Methoxyluteolin으로 알려진 다른 형태의 루테올린이 흑생강에 발견된다. 이것은 비만세포를 차단하여 염증을 감소시킨다.

루테올린Luteolin과 메톡시루테올린Methoxyluteolin은 비만세포가 염증을 시작할 수 없도록 능력을 억제할 수 있다. 그리고 비만세포가 활동을 시작하기 전에 염증을 억제할 수 있다. 이러한 관계로 건선피부와 피부질환을 소유한 사람들은 치료 효과를 얻기 위해 흑생강을 사용한다.[53]

● 흑생강의 항노화(抗老化) 효과

흑생강은 항노화Anti-aging 효과도 소유하고 있다. 흑생강 추출물의 장수 유전인자의 활성화 효과를 위한 일부 실험 결과에서 중요한 항노화 효과가 있는 것을 발견했다. 흑생강은 당의 분해와 나이와 관련해서 보기 흉한 피부 갈색소의 확산을 억제하는 것으로 발견했고 이는 항노화 혜택의 증가를 의미하는 것이다.

● 당뇨환자들을 위한 혜택

또 다른 건강 혜택은 흑생강이 당뇨병에 우수한 혜택을 제공한다. 왜냐하면 흑생강은 혈당 수준을 감소시키는 것

53 파비플로라 자색생강, 흑생강 효능과 부작용, .. : 네이버블로그 (naver.com)

으로 알려져 있기 때문이다. 흑생강 추출물이 제2형 당뇨병과 비만 고통을 겪고 있는 경우에 지방축적 억제와 인슐린 저항을 보이는 실험 결과는 고무적이다. 그래서 흑생강은 음료, 경질 또는 연질 캡슐의 형태로 또는 태블릿 형태로 소비할 수 있다.

● 흑생강의 에너지 향상

흑생강의 가장 우수한 건강혜택의 하나는 인체의 에너지 향상이다. 흑생강은 AMPKAMP-activated protein kinase(활성 단백질 인산화효소)의 활성화로 에너지 생산을 증가시킨다. 또한 흑생강은 지방 덩어리의 좋은 형태인 BATBrown Adipose Tissue(갈색지방조직)를 활성화시켜서 에너지 비용 혜택이 가능하다.

여기에서 유의할 점은 흑생강과 같은 약초는 해당 약초의 종(種)의 유지나 번식을 위하여 그 자체를 보호하기 위한 특유의 독성(毒性)을 지니고 있다는 것이다. 따라서 그 약초의 독성을 무시하고 있는 그대로 이용하면 인체의 건강에 해로울 수 있어서 그 독성을 제거하고 약초가 함유하는 순수한 약성을 보존하거나 향상시키는 과정이 필요하다. 이러한 과정을 법제(法製)[54]라고 한다. 전통적인 법제 방법

중에서 가장 대표적인 '구증구포'(九蒸九曝)라는 것인데, 이는 약재를 수증기에 쪄서 익힌 다음 햇볕에 말리는 과정을 아홉 번 반복하는 방법이다. 매우 노동집약적인 법제 방법이다. 이러한 과정을 거쳐서 최종 소비단계로 넘어간다고 하지만 또 일부 전문가들은 아홉 번보다는 적은 과정을 거쳐도 된다고도 한다.

한편, 흑생강을 약으로 직접 사용하는 것 외에도 분말로 분쇄하여 차나 사탕에 사용하기도 하며, 최근 가장 인기 있는 것은 '크라차이담' 와인을 만드는 것이다. 백주 1병당 4~5개의 루트 헤드(신선한 괴경)를 사용하여 백주에 담가 저녁식사 전 30 cc를 음용하기도 하며, 술을 못 드시는 분은 얇게 자른 후 꿀로 발효하여 뜨거운 물에 담가 매일 음용하기도 한다.

---

54 약초 또는 한약재가 지니고 있는 독성을 제거하기 위하여 여러 가지 가공처리를 하는 행위나 과정을 법제(法製), 포제(炮製), 혹은 수치(修治)라고 한다. 일반적으로 가공 과정을 여러 번 거칠수록 그 효과는 커지는 것으로 알려져 있다. 그래서 구증구포를 귀중하게 여기는 것이다.
http://news.khan.co.kr/kh_news/khan_art_view.html?artid=202006142038005&code=610100)

법제(法製)란?

■ **법제의 뜻 :** 어떤 산약초는 독성과 성질이 극렬하여 직접 복용할 수 없다. 또 어떤 약초는 쉽게 약성이 변하여 오래 저장할 수 없다. 같은 약재라도 생재와 숙제는 성질이 같지 않아서 작용에 차이가 나는 경우가 있다.[55] 이러한 경우 사용하기에 앞서 가공하는 것을 법제 또는 수치(修治)라고 한다.

■ **법제의 목적 :** 약용 식물의 독성이나 부작용을 저하 또는 완화를 시킨다.

■ **법제의 방법 :**

① **화제** - 약용 식물을 직접적으로 불이나 열을 이용하는 방법이다.

② **수제** - 물, 쌀뜨물, 술, 식초를 이용하는 방법이다.

③ **수화공제** - 불과 물을 동시에 이용하여 약재를 가공한다. 예를 들면 가마나 찜통에 삶는 법이다.

55 https://blog.naver.com/miin1869/222025950082

■ **법제의 효과 :**

① 약의 독성, 극성, 부작용 등을 제거하거나 감소시킨다.

② 약의 성질과 기능을 변화시킬 수 있다.

③ 복용을 쉽게 한다.

④ 청결을 유지하고 유통기간을 연장하여 장기간 안전성을 유지하게 된다.

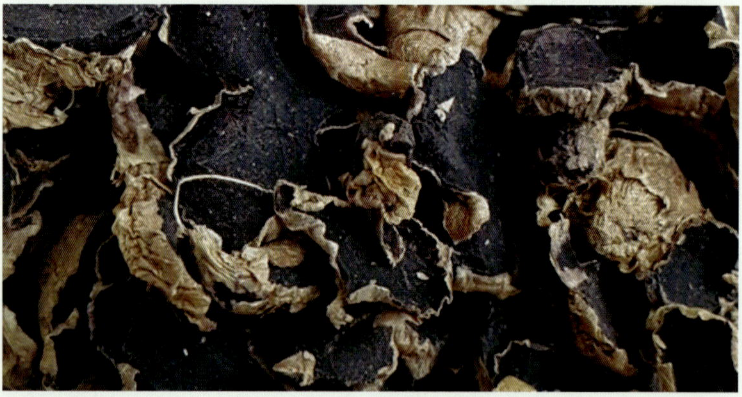

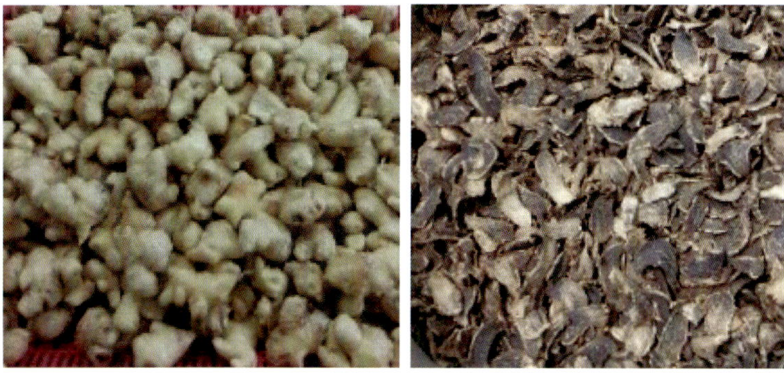

흑생강차 만들기: 처음 흑생강과 건조시킨 흑생강
(http://news.khan.co.kr/kh_news/khan_art_view.html?artid=202006142038005&code=610100)

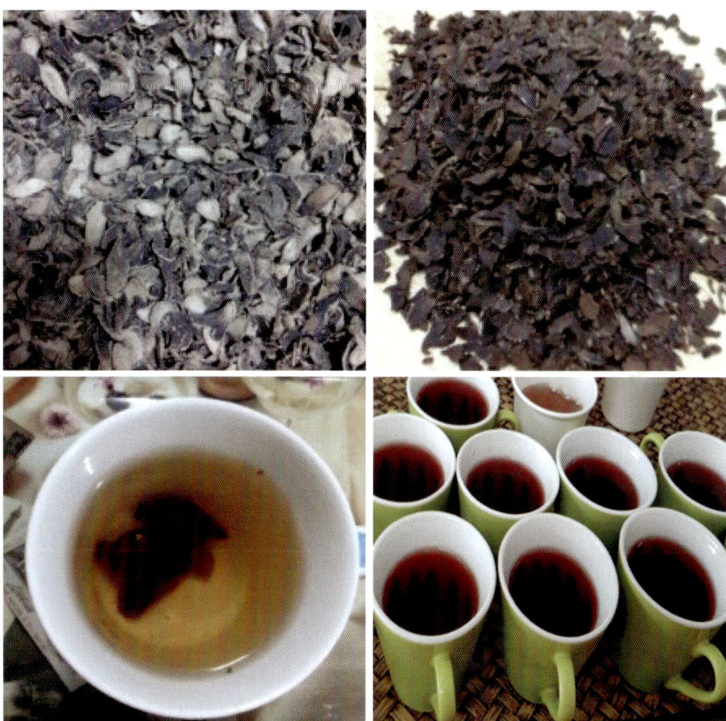

다음 카페 꽃신 : 흑생강차 만들기
(http://news.khan.co.kr/kh_news/khan_art_view.html?artid=202006142038005&code=610100)

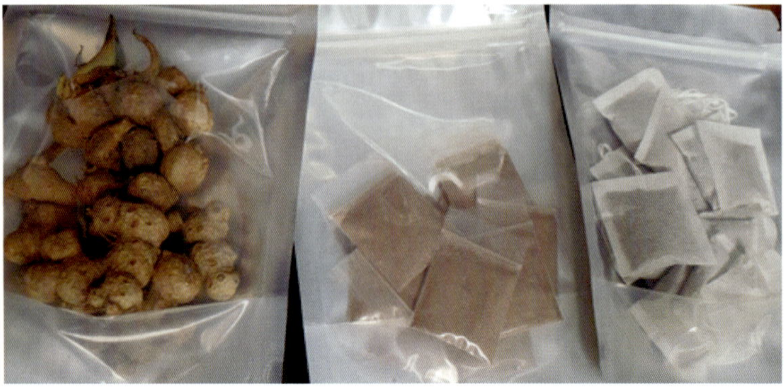

흑생강차의 다양한 포장
(https://bbp.aseanbiodiversity.org/index.php/vi/products/black-ginger)

이렇게 건조시킨 흑생강 조각을 따뜻한 물에 우려내면 그 맛이 참으로 부드러워서 음용하기가 좋다. 가장 쉽게 먹을 수 있는 방법이 이처럼 차로 먹는 방법이다. 약 2리터의 물에 10 g 정도의 흑생강을 넣은 후 20분가량 물에 끓여 마시면 향기도 좋고 몸에도 좋은 차로 마실 수 있다.

참고로 태국에서는 흑생강을 사용하는 가장 보편적인 방법을 다음과 같이 설명할 수가 있다고 한다.

- **물에 달이기 :** 신선하거나 건조한 흑 생강을 조각으로 자르고 물에 끓여 마신다. 맛을 내기 위해 꿀을 첨가할 수도 있다.

- **꿀에 분말 혼합하기 :** 말린 흑생강을 분말로 갈아서 꿀과

섞어 빵에 뿌린다.

- **술 담그기 :** 태국인들이 가장 좋아하는 방법 중 하나는 섭취하기 1~2 주 전에 알코올 한 병(태국에서는 40도 정도)에 흑생강 조각을 담그는 것이다.

- **좋은 흑생강 식별법 :** 좋은 흑생강은 매우 독특한데 붉은 잎 가장자리와 핑크색 밑면을 통하여 식별할 수 있다. 좋은 품질의 흑생강 뿌리줄기를 두 개로 나누면 내부가 흑색과 분홍빛이 도는 것을 볼 수 있다.

흑생강의 국내 재배

흑생강은 우리나라에서 식품으로는 수입불가 품목이었으나 2020년 6월 한시적 식품원료로 지정되어 일부 제품이 제조 유통 중이다. 동시에 흑생강은 우리나라에서 주목받는 기능성 작물이자, 소득자원으로서의 가치가 충분하다는 주장이 많다. 특히, 라오스와 태국 등 동남아시아 고산지대가 원산지인 작물이지만 국내에서도 몇 년 전부터 주목받고 있는 실정이다. 특히, 최근 2013년부터 제주도와 청주시 오창읍에서 재배를 성공하여 국내에서도 인지도가 높아지고 있다.

흑생강에 대한 관심이 높은 것은 바로 인체의 건강에 관련이 깊은 사포닌, 폴리페놀, 안토시아닌 등의 기능을 다양하게 갖추고 있기 때문으로 사료되고 있기 때문이다.[56] 태국에서는 '태국의 인삼'으로 부르면서 치료제, 활력제, 영양제 등으로 사용하고 있다는 점이 국내에서도 잘 알려져 있다.

흑생강은 폴리페놀이 체내 활성산소를 제거해주고, 콜레스테롤을 낮춰준다고 한다. 또 아르기닌 성분은 피로 회복과 더불어, 남녀의 성 기능을 개선하는 도움을 준다고 한다. 안토시아닌은 시력에 좋다고 알려져 있다. 그리고 간 기능을 개선하는 사포닌은 인삼의 5배 정도가 들어있다고 한다. 흑생강은 약재로 많이 이용되고, 최근에는 집에서 물에 끓여 먹거나 꿀에 절여서 먹는 경우도 많아지고 있다. 또한 요즘에는 유기농 티백처럼 쉽게 먹을 수 있도록 만든 흑생

56 폴리페놀(Polyphenol)이란 분자 하나에 하이드록시기(Hydroxy Group)를 여러 개 가지고 있는 페놀이다. 식물에서 주로 발견되는 화합물의 하나다. 그중 하이드록시기를 2개 이상 가지고 있으면 폴리페놀이라 한다. 안토시아닌(Anthocyanin)은 식물 속에 들어 있는 색소 성분. 주로 빨간색과 보라색으로 나타나며 식물 세포와 동물 세포 내에 있는 활성 산소를 제거하는 항산화 물질로 잘 알려져 있다. 노화 방지, 시력 보호, 당뇨 치료, 소염 작용, 중금속 배출 등의 효과가 있으며, 포도, 가지, 자색 고구마와 함께 아로니아 등 베리류 열매에 많이 들어 있다.

강 제품들이 판매되고 있어 시중에서도 구할 수 있는 실정이다.

흑생강 가공품의 출현과 더불어 앞으로 흑생강 작물이 관상용, 식재료를 넘어서 미용이나 여러 분야에서 활용될 수 있도록 더 많은 연구와 실험이 필요할 것으로 사료된다.

에필로그 (Epilogue)

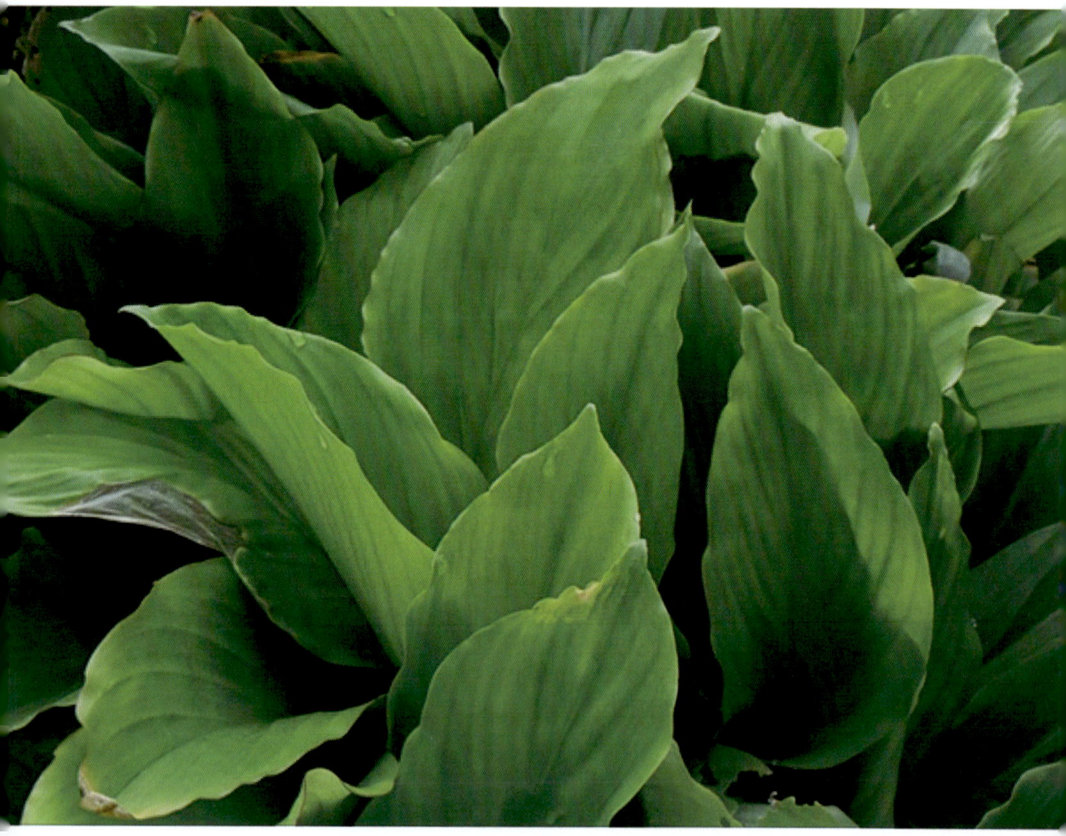

동남아 지역의 흑생강(Kingdam) 재배

한국 소비자들이 선호하는 흑생강이라고 하는 독특한 특산물이 인도차이나 지역의 고산지대나 서늘한 지역에서 자생하거나 재배가 되고 있음을 알게 되었다. 이 흑생강은 우리나라에서 수입이 되고 있어서 서울을 비롯한 여러 대도시 지역에서 많이 알려진 수입 특산물로서 건강 기능식품으로 알려져 있었기 때문이다.

지금 우리나라에서 수요가 증가일로에 있는 흑생강Black Ginger(黑生薑)[57]은 흑생강이라고도 하고 태국에서는 끄라차이담Krachai Dum, 라오스에서는 킹담Kingdam으로 불린다. 처음에는 마늘에 흑마늘이 있는 것처럼 생강에도 흑생강이 있는 것인가 하는 생각을 했었다. 그런데 흑마늘은 정상적인 마늘을 가공하면 흑마늘로 만들 수가 있지만 흑생강은 원래부터 그 뿌리 내부가 검정색이고 일부는 보라색이지만 오래 건조시키거나 열을 가해 가공을 하면 검은색으로 변화된다. 그런데 놀랍게도 이 흑생강에는 인체에 좋은 사포닌Saponin 성분이 우리나라의 인삼보다도 5배 정도나 더 많이 들어 있는 것으로 알려지면서 인도차이나산 흑생강에 대한 선호가 늘어나고 있다.

---

57 Krachai Dum은 Thai Ginseng이라고도 한다.

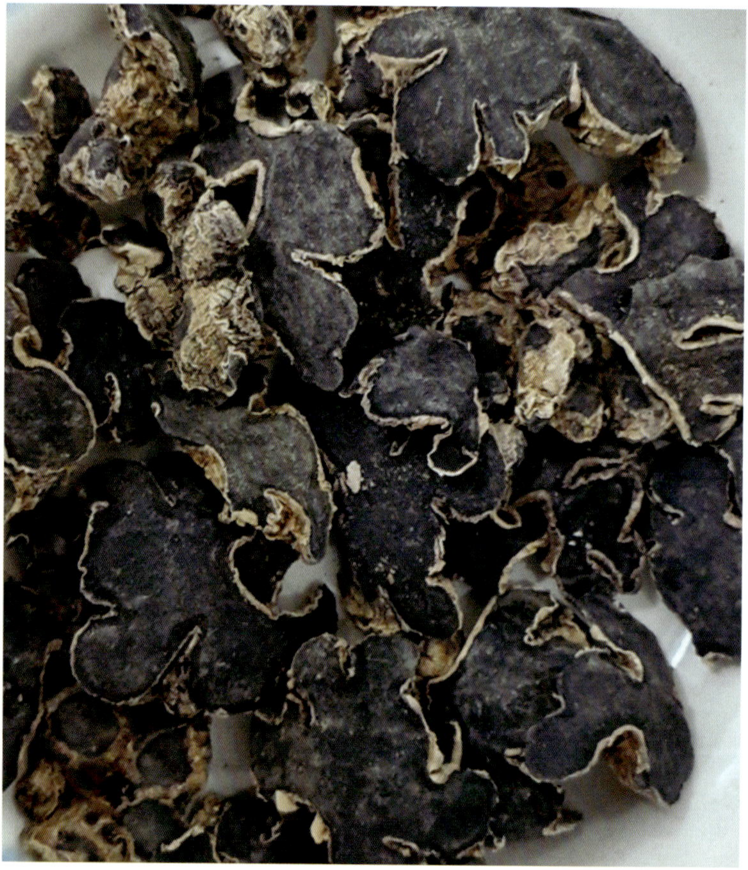

잘 건조된 라오스 흑생강(킹담) : 면역력 높이는 겨울철 보약
(blog.naver.com/laosjayugolf/222196824775)

우리나라의 농업분야에서 고소득 품목의 개발과 보급이 절실한 이 때 농민들이 제주도뿐만 아니라 내륙지에서도 비닐하우스를 이용하여 재배하고 있어서 더욱 관심이 높은 작물이다. 그래서 많은 농가에서 흑생강의 온실재배를 시

도하고 있다. 태국, 미얀마, 라오스 등의 고산지역에서 자생하는 킹담Kingdam은 모양이 일반 생강과 비슷하고 흑색에 가까운 자색을 띠어 흑생강이라 불리지만 생강보다 더 효능이 많은 천연 약재(藥材)이다. 이러한 흑생강이 국내에서도 널리 보급되면 농가소득에 기여할 수 있을 것으로 기대가 된다.

흑생강의 효능은 면역력의 증진과 원기회복, 수족냉증 개선, 전립선 비대증 개선, 간 기능 개선, 성인병 예방, 피부 미용 및 항산화 효과, 혈액순환 개선, 자양강장, 남성의 정력 강화 및 성 기능 개선, 관절염과 통증 완화에 유익하다. 그리고 항산화 작용으로 노화 방지에 도움이 된다. 그 뿐만 아니라 혈중 콜레스테롤의 수치를 감소시켜서 동맥경화나 뇌경색의 위험도를 낮춰주며 호르몬 작용을 촉진하고 모세혈관을 강화하며, 아르기닌Arginine과 함께 발기력을 회복시킨다. 당뇨환자의 혈당수준을 떨어뜨리며, 흑생강 추출액은 체내 지방축적을 억제하며 인슐린 저항을 감소시킨다고 한다.

이러한 흑생강의 복용은 흑생강을 끓여서 음료로 마시고 분말 흑생강으로 복용하며 술이나 차로도 마신다. 인도차이나 지역 소비자들은 민간요법으로 관절염과 피로회복, 정력증진, 기관지 개선 등을 위하여 복용하기도 한다.

그러나 이 흑생강을 복용하기 위해서는 알아야 할 점이 있다. 그것은 무릇 대부분의 약초는 해당 약초의 종(種)의 유지나 번식을 위하여 그 자체를 보호하기 위한 특유의 독성(毒性)을 지니고 있다는 점이다. 따라서 그 약초의 독성을 무시하고 있는 그대로 이용하면 인체의 건강에 해로울 수 있기 때문에 그 독성을 제거하고 약초가 함유하고 있는 순수한 약성을 보존하거나 향상시키는 작업 과정이 필요하다. 이러한 과정을 법제(法製)[58]라고 한다. 전통적인 법제 방법 중에서 가장 대표적인 '구증구포'(九蒸九曝)라는 것인데, 이는 약재를 뜨거운 수증기에 쪄서 익힌 다음 햇볕에 말리는 과정을 아홉 번 반복하는 방법이다. 매우 노동집약적인 법제 방법이다. 이러한 과정을 거쳐서 최종 소비단계로 넘어간다고 하지만 또 일부 전문가들은 아홉 번보다는 적은 과정을 거쳐도 된다고도 한다.

이토록 인체에 유익한 흑생강의 소비가 최근 우리나라에서 확산되고 있고 제주도를 비롯한 내륙에서도 흑생강을 재배하기 시작하여서 이러한 분야의 소개와 연구가 필요한

58 약초 또는 한약재가 지니고 있는 독성을 제거하기 위하여 여러 가지 가공처리를 하는 행위나 과정을 법제(法製), 포제(炮製), 혹은 수치(修治)라고도 한다. 일반적으로 가공 과정을 여러 번 거칠수록 그 효과는 커지는 것으로 알려져 있다. 그래서 구증구포를 귀중하게 여기는 것이다.
(http://news.khan.co.kr/kh_news/khan_art_view.html?artid=202006142038005&code=610100)

실정이다. 아무튼 이 흑생강을 통하여 생산자들에게 농가 소득 향상이 가능하고 소비자들 모두에게 유익한 건강향상을 기원하는 마음이 간절하다.

■ REFERENCES

1. Rujjanawate, C., Kanjanapothi, D., Amornlerdpison, D., Pojanagaroon, S., 2005. Kaempferia parviflora의 위궤양 효과. 민족 약리학 저널, 102 (1), 120-122.

2. Toda, K., Takeda, S., Hitoe, S., Nakamura, S., Matsuda, H., Shimoda, H. (2016). 포도당, 젖산 및 지질 대사 개선을 통해 근세포에 폴리메톡시 플라보노이드를 함유한 흑생강 추출물에 의한 에너지 생산 향상. 연 의학 저널, 70 (2), 163-172.

3. Yoshino, S., Kim, M., Awa, R., Kuwahara, H., Kano, Y., Kawada, T. (2014), Kaempferia parviflora extract increases energy consumption through activation of BAT in mice. Food Science & Nutrition, 2(6), 634-637.

4. Youn, K., Lee, J., Ho, C. T., & Jun, M. (2016), Discovery of polymethoxyflavones from black ginger as potential β-secretase (BACE1) inhibitors, Journal of Functional Foods, 20, 567-574.

5. Official link (English version): Viet delta company introduced black ginger in this article (English version) : http://www.vdelta.com.vn/news/29/discovered-a-new-species-of-ginger-in-Vietnam.

6. How to buy black ginger product (English version) : https://vn1103738867xeoi.trustpass.alibaba.com/product/50039533803-230517237/FRESH_BLACK_GINGER_Vietnamese_high_quality_black_ginger.html. (In the given link, there is a lot of information about Black ginger and Viet delta company).